中医内科临证经典丛书

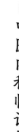

总主编　田思胜　裴　颢

痰火点雪（校注版）

明·龚居中◎撰

卢承顶
田思胜◎校注

中国健康传媒集团
中国医药科技出版社

内 容 提 要

　　《痰火点雪》系龚居中考校、汇辑《内经》以降诸家虚损论治精要，并结合其临证心得而撰就的痨瘵专著。书分 4 卷，卷一、卷二论述痰火痨瘵各种主证、兼证的证治、方药，卷三介绍治疗方法与杂症补遗，卷四为痨瘵的灸法、禁忌、保健气功疗法。本书是研究痨瘵病的重要参考资料。

图书在版编目（CIP）数据

　　痰火点雪：校注版／（明）龚居中撰；卢承顶，田思胜校注.
—北京：中国医药科技出版社，2024.7
　　（中医内科临证经典丛书／田思胜，裴颢总主编）
　　ISBN 978 - 7 - 5214 - 4600 - 5

　　Ⅰ.①痰…　Ⅱ.①龚…②卢…③田…　Ⅲ.①痨瘵 - 中医治疗法 - 中国 - 明代　Ⅳ.①R256.17

　　中国国家版本馆 CIP 数据核字（2024）第 090960 号

美术编辑　陈君杞
版式设计　南博文化

出版　**中国健康传媒集团**｜中国医药科技出版社
地址　北京市海淀区文慧园北路甲 22 号
邮编　100082
电话　发行：010 - 62227427　邮购：010 - 62236938
网址　www. cmstp. com
规格　880 × 1230mm $\frac{1}{32}$
印张　5 $\frac{3}{8}$
字数　120 千字
版次　2024 年 7 月第 1 版
印次　2024 年 7 月第 1 次印刷
印刷　北京侨友印刷有限公司
经销　全国各地新华书店
书号　ISBN 978 - 7 - 5214 - 4600 - 5
定价　**25.00 元**

获取新书信息、投稿、为图书纠错，请扫码联系我们。

| 出版者的话 |

在中医的历史长河中，历代医家留下了数以万计的中医古籍，这些古籍蕴藏着历代医家的思想智慧和实践经验，熟读精研中医古籍是当代中医继承、创新的根基。新中国成立以来，中医界对古籍整理工作十分重视，在经典中医古籍的校勘注释、整理等方面取得了显著成果，这些工作在帮助读者读懂原文方面起到了重要作用。但是，中医古籍数量繁多，从目前对古籍的整理来看，各科中医古籍大多较为散在，主要包含在较大的古籍整理类丛书中，相关专业的师生和临床医生查找起来多有不便。为此，我们根据当今中医学的学科建制，选取较为实用的经典著作按学科分类，可省去相关专业师生和临床医生在浩如烟海的古籍中查找选取的时间，也方便他们对同一学科的古籍进行系统的学习和研究。

本套丛书遴选了 15 种中医内科经典古籍，包括《内外伤辨惑论》《血证论》《内科摘要》《症因脉治》《证治汇补》《证治百问》《医学传灯》《脾胃论》《痰火点雪》《理虚元鉴》《金匮翼》《活法机要》《慎柔五书》《医学发明》《医醇賸义》。

本次校注出版突出以下特点：①遴选底本，保证质量。每种医籍均由专家甄选善本，考据校正，细勘精审，力求原文优质准确。②字斟句酌，精心校注。校注专家精心揣摩，析疑惑谬误之处，解疑难混沌之点，对古籍的版本迥异、疑难字句进行释义。③文前说明，提要钩玄。每本古籍文前皆作校注说明，介绍古籍作者生平、学术特点、成书背景等，主旨精论，纲举目张，以启迪读者。

希望本丛书的出版能为中医学子及临床工作者研读中医经典提供有力的支持。

中国医药科技出版社

2024 年 6 月

　　《痰火点雪》，又名《红炉点雪》，凡4卷，明代龚居中撰。龚居中（生卒年不详），字应圆，别号如虚子、寿世主人，豫章云林（今江西金溪）人。龚氏精研医学，临床经验丰富，擅长内、外、妇、儿诸科，尤擅长治痨瘵病，曾任太医院太医，著有《红炉点雪》《万寿丹书》《小儿痘疹医镜》《外科活人定本》《外科百效全书》《幼科百效医书》《女科百效全书》等。

　　《痰火点雪》系龚氏考校、汇辑《内经》以降诸家虚损论治精要，并结合其临证心得而撰就的痨瘵专著。卷一、卷二论述痰火痨瘵各种主证、兼证的证治、方药，卷三介绍治疗方法与杂症补遗，卷四为痨瘵的灸法、禁忌、保健气功疗法。该书认为痨瘵的病因、病机为肺肾阴亏、心肝火炽，以滋肾清肺、柔肝降火为主要治则，是研究痨瘵病的重要参考资料。

　　《痰火点雪》历经多次刊刻、重印，现存的版本主要有明建邑书林刘大易刻本、清嘉庆九年甲子（1804）鄞江书林星聚楼刻本、清嘉庆九年甲子（1804）刻本（附延年却病妙诀）、清嘉庆十八年癸酉（1813）白鹿山房校刻本、清道光二十年庚子（1840）平远楼刻本、清光绪二十五年己亥（1899）杭州衢樽书局石印本、1930年上海千顷堂书局石印本、1936年曹炳章《中国医学大成》丛书本及1958年上海科技出版社铅印本等。

此次点校主要遵循以下几个原则：

1. 选本。此次整理以清嘉庆九年甲子（1804）鄞江书林星聚楼刻本为底本，以清嘉庆十八年癸酉（1813）白鹿山房校刻本（以下简称"白本"）、清道光二十年庚子（1840）平远楼刻本（以下简称"平本"）、1936 年曹炳章《中国医学大成》丛书本（以下简称"大成本"）为对校本，以 1958 年上海科技出版社铅印本为参校本。

2. 改原书竖排为横排。采用现代标点方法进行句读。凡书中表示行文前后的"右""左"径改为"上""下"。

3. 底本中的繁体字、异体字（包括俗字、古体字）、假借字径改为现代标准简体字。

4. 中药名称据权威药典尽量规范统一，如"连乔"改为"连翘"，不出注。

5. 凡底本与校本互异，显系底本脱误衍倒者，予以勘正，并出校注明。若难以判定是非，或两义均通者，则出校并存。若属一般性虚词，或义引、节引他书而无损文义者，或底本不误而显系校本错误者，一般不予处理。凡底本中大字误作小字，或小字误作大字者，径据文义、体例予以勘正。凡底本与校本虽同，但据本书体例、文义判定确属有误者，亦予以勘正，并出校说明。若虽疑有误而难以判定者，则不妄改，只出校注明疑误、疑衍、疑脱、疑倒之处。

6. 凡属书名一率加书名号，不出校。

校者

2024 年 3 月

昔黄帝问岐伯曰：余闻上古之人，春秋皆度百岁，而动作不衰。今人年至半百，而动作衰敝，时势异耶？人将失之耶？对曰：上古之人，法于阴阳，和于术数，饮食有节，起居有常，不妄作劳，故能形与神俱，尽终其天年，度百岁乃去。今人不能也，以酒为浆，以妄为常，醉以入房，以欲竭精，耗散其真，务快其心，逆于生乐，起居无节，故半百而衰。夫妄作则伤于形容，耗真则伤于神气，疾之所起，二脏先损，心肾不交，未老而羸，未羸而病，病至则重，重则必毙。呜呼！故上士施医于未病之先，保养于未败之日，善服药，不若善保养，世有不善保养，又不善服药，病入膏肓，非药石所能及也。神哉！应圆龚君，业则轩岐，心则天地，囊括文雅，著述成林，于斯道得三昧焉。悯二竖之为祟，叹庸流之偏执，乃出其纂辑《痰火》一书行世，问序于余。余阅其着论立诀，靡一不精，别门分类，靡一不详。未病之先，有养生却疾之术，既病之后，有调护攻治之法，深探隐微，穷尽玄变，一团生气，浮于纸上，所谓红炉飞片雪，龙虎自相随，八卦正位，二竖消灭，将寿世人，皆为井谷中老矣。

通家弟邓志谟拜题

凡例

——是书纲领，大概以水亏火炽金伤议论，次以益水清金降火主治，更考诸家本草药性制方，间亦窃附己意，第篇中辞俚句繁，不免有丑妇效颦之诮也。

——是书关键，大都以脉验证，因证立治，由治以定方耳。而其方之品味，一一参考诸家本草，必合证精专者乃赘，其不甚专者简之。

——是书主方后，所附葛氏诸方，其方中品味，皆据所治诸证，一一详考本草。系是方方径捷，味味精切，实犹之将兵也。然或有一二味性稍骏≅者，即慓悍之将，自有奇能，亦顾主帅之神用耳。第恐夏虫之士，不能神其神，而反致疑勿用，予故姑摘之，以俟后之孙吴也。

——诸方后续附简易捷方，方中多则三五味，少则一二味，或独味者，药品虽简，稽之本草，则皆有单骑独战之能。况古人所立，皆所经验存案者，予故采而赘之，其未经考验，并无医案者，不录。

——是书方后各采治验，见古人神圣功巧之妙，鄙人千虑一得之见。如所谓正治从治之说，俾学者深得《内经》奥旨，而知所变通，不胶柱鼓瑟也。

——是书所载脉理，俱按《内经》《脉诀》《难经》成规，并非妄呈己见，以簧鼓后学者也。学者诚能细心精究，则攻

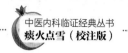
治投剂，方能箭中鸿鹄矣。

——是书所载本草，每品中但取气味性能，切于痰火诸症者则赘之，其不切者不录，恐其厌繁也。庶便医家目之，足以主其见；病者目之，亦足以释其疑耳。

——是书所载戒忌却病诸法，俱有关于痰火。今编入于后，俾患者饮食起居，逐款遵行，可弗药而喜矣。

——是书总类，首之以证论。盖欲学者，预知病之标本也。次之以证治，欲学者如证以施治也。三之以辨惑，欲学者遘病无疑也。四之以玄解，欲学者知病之隐微也。五之以绪言，欲学者知脉证之可补不可补也。六之以因证主方，欲学者用药有规矩准绳也。七之以诸方、捷方，恐学者不能自主，则目证施剂可捷影响也。八之以治验，欲学者知所变通而不泥古方也。九之以脉诀，欲学者知察病之表里、寒热、虚实、安危也。十之以五脏六腑，用药气味补泻，虚实标本，欲学者知脏腑虚实、补母泻子之法，亢害承制之理也。十一之以宜忌偏胜，欲令病者脏无伤于峻也。十二之以药性，欲学者临证施药无疑也。十三之以灸法，令学者知拔病根更无烦他书也。十四之以戒忌却病秘诀，使病者逆可致顺，重可致轻，即不可起，得其正命，无枉折之误也。

目录

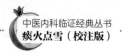

卷之一

～ 痰 火 证 论 ～

夫痨者，劳也。以劳伤精气血液，遂致阳盛阴亏，火炎痰聚。因其有痰有火，病名酷厉可畏者，故今人晦之曰"痰火"也。然溯所自来，固非一类，有禀赋素怯，复劳伤心肾，耗夺精血而致者；有外感风寒伤肺，致久咳绝其生化之源而致者；有久病久疟，小愈失调，复克①真元而致者；有藜藿劳人，伤力吐血，致阴虚使然者；有膏粱逸士，酗②酒恣欲，劳伤脾胃而者；有熏陶渐染者。种种之异，难以枚举，至于成痨则一也。然将成是证，必有预征兆。始焉，或颈项结核，或腹胁痃癖，或素有梦遗，或幼多鼽衄，渐而有潮汗遗精，咳唾吐衄诸血等候。外症必形容憔悴，肌体尫羸，毛发焦枯，脉必弦涩芤虚。总之，脏气偏亏，亢害无制，因而致此极也。

所治之法，必审其各脏外症，以征其内亢，乃施驱贼补母之法，庶得肯綮。如肺病传肝，则面白目枯，口苦自汗，心烦惊怖，法当清金补水以益木。肾病传心，则面黑鼻干，口疮喜忘，大便或秘或泻，法当折水补木以益火。肝病传脾，则面青唇黄，舌强喉喝，吐涎体瘦，饮食无味，法当伐木补土以益火。心病传肺，则面赤鼻白，吐痰咯血，咳嗽毛枯，法当泻火补土以益水。脾病传肾，则面黄耳枯，胸满胕痛，遗精白浊，法当泻土补金以益水，此五脏亢害承制之证治也。

---

① 克：原作"刻"，据白本、平本、大成本改。
② 酗：原作"汹"，据文义改。

更有骨蒸尸疰，种类亦多，无乃阴虚之极，治法亦必益水清金，滋阴降火，越于是法，岂其然乎？至于传尸一症，则有伏连殗殜等名，其状不一，葛氏已立治矣。所制青蒿煎、天庭盖散，亦皆杀虫杜后之剂，然预图早服，庶不胎①殃也。倘至颠危沉困之际，则病深虫老，虽仓扁亦望而畏焉。

～ 痰 火 证 治 ～

夫痰火者，痨瘵之晦名，病之最酷者也。然以病之先后言，则火为痰之本，痰为火之标。而其阴虚，则又为致火致痰之本矣。何则？阴虚则火动，火动则痰生。所谓痰火者，宁非言末而忘本耶？人之一身，金水二脏，不可暂伤。盖金为生化之源，水为生生之本，真阴既亏，则火自偏胜，火既偏胜，则上炎烁金，金母既伤，则生化之源已息，而水子何以借其胎养乎？夫一水既亏，则五火相煽，火迫肺而为咳，痰壅喉而为嗽，所以咳嗽一症，为亡津液之肇耶？以其伤于生化，母子俱病，真水日涸，益为致火之胎。于是阴愈消而阳愈亢，燔烁蒸炎，迫血上行，越出诸窍，而为咳唾吐衄等候。况血为有形，难成易亏，可骤补耶？血失既多，则阴暴脱，而阳亦微。阳微则恶寒，阴虚则发热，故寒热似疟者，乃阴消阳败之证谛。至于潮热，则又为阴虚之极也。阴虚至极，则相火擅权，致君不务德矣。精固藏于肾，然听命于心。

---

① 胎：白本、平本、大成本作"贻"。

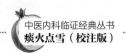

心肾之液两亏，则水火不交。阳主开泄，自致玉关无约，由是一梦即遗，不交而漏。病者即欲固守，其可得乎？真阴既竭，则孤阳无根。《内经》云溃溃乎若坏都，汨汨乎不可止者，正此谓也。

然是证之由，在于分毫之异，实犹淄渑水合，非易牙可能辨哉！如始于嗜欲水亏，致火炎烁金，母子俱虚，咳而多痰遗滑者，脉必弦长紧实，或滑而数。此火郁内实，不受补者也。法当君以益水，如熟地、玄参、五味、枸杞、山药之类；佐以清金，二母、二冬、沙参、紫菀等味；使以降火，栀、芩、柏、草是也。如始于风寒邪郁，久咳伤肺嗽血，渐至水亏。此金绝生化之源，母令子虚，脉必浮而芤濡，虚大迟缓无力，或沉而迟涩，弱细结代，皆虚而不足，可补者也。法当君以益肺，如参、芪、山药之类；佐以滋肾，熟地、五味、玄参、山茱等品；使以清金敛肺，二母、二冬、片芩、沙参、乌梅、五味、白芍之属是也。若始于过力伤筋，动极逆气，肝不纳血，因而妄出上窍，遂致阴虚者。法当君以益肝，如当归、牛膝、芍药等味；佐以养气，决明、白术、柏仁、生姜等品；使以消瘀，丹皮、红花、郁金之类。更以熟地、枸杞、杜仲以补其母，兼以二冬、知、芩、沙参，以杜其贼，庶乃圆神。若水涸肺燥，咯唾咳嗽，法当润肺清金，如蛤蚧、阿胶、二冬、百合、贝母、花粉是也。其曰五脏相传者，乃五脏之气自相戕贼也。如肺贼肝者，必面白目枯，口苦自汗，心烦惊怖。以白为肺之色，目乃肝之窍，口苦自汗，心烦惊怖，皆属心病，此母令子虚之候也。法当君[1]以

---

[1]　君：原脱，据白本、平本、大成本补。

益肝，以当归、白芍、牛膝、续断以补肝之血；以决明、白术、柏仁、菊花益肝之气；以枸杞、杜仲、熟地、阿胶、菟丝子，以补肝之母；佐以知母、诃子、麦冬、片芩以泻肺之实；使以麦冬、酸枣、茯神，以清心而镇神也。如肾贼心者，必面黑鼻干，口疮喜忘，大便或秘或泄。以黑为肾之色，鼻为肺之窍，大便或秘或泄，亦皆金病。口疮喜忘又属心恙，此水克火，火克金之义也。法当君以益心，用茯神、远志、菖蒲以益心之气，当归、熟地以补心之血，酸枣、乌梅、生姜、陈皮以补心之母，泽泻、车前、茯苓以制水之淫；使以片芩、知母、二冬、紫菀，以润金之燥也。若肝贼脾者，必面青唇黄，口强舌哽，吐涎体瘦，饮食无味。以青为肝之色，唇为脾之外候，余皆肝之本病，此木克土之义也。法当君以补土，以参、芪、升、葛补脾之气，白术、白芍、大枣、胶饴以补脾之血，桂心、茯苓以补脾之母；佐以芍药、乌梅以泻木之实，以胆草、芩、连、栀子以泻肝之火，以二冬、二母、百合、阿胶以坚金之肃也。若心贼肺者，必面赤鼻白，吐痰咯血，喘咳毛枯。以赤为心之色，鼻为肺所属，余皆肺证，此火克金之候也。法当君以泻火，用甘草、人参、赤苓、木通、黄柏以泻气分之火，玄参、丹参、丹皮、地黄以彻血分之热；使以黄连泻心子之实；佐以二冬、百合、贝母、阿胶，以保肺润燥；使以参、芪、芍、术、大枣、甘草、胶饴，以益肺之母也。如脾①贼肾者，必面黄耳枯，骨满胃胕痛，遗精白浊。以黄为脾之色，耳为肾之窍，肾主骨故胕痛，余皆水病，此土克水之候也。法当君以益水，用知母、玄参、

---

① 脾：原作"肺"，据白本、平本改。

补骨脂以益肾之气，熟地黄、枸杞、黄柏、五味、山茱以补肾之血；佐以栀子、豆豉、莱菔子以泻脾之子，诃子、防风、桑白皮以泻土之实；使以人参、山茱、玄参、熟地以补肾之母也。此古人之成法，当的从之。惟肾贼心之一证，意必邪水淫湿，上溢心分，以其人真火心血素亏，君不主位，相火司权，乃能令人有面黑鼻干，口疮喜忘，便秘便溏等证。此亦心肾不交，水火未济之候，宁非湿热相蒸使之然乎？夫真水一脏，有虚无实者也，不亏足矣，而能有余贼心，似非至到之理，要之真水无泻法，实火无补法。惟敦土清金为善，志者思过半矣。

～ 痰火辨惑 ～

圣谓人身生生之本，根于金水二脏，一水既亏，则五火随炽，上炎烁金，伤其化源，则生生之机已息，而痨瘵之证成焉。何也？夫真水既亏，则阳自偏胜，以阳从阳，物从其类，气得火而行健，故阳急阴缓，气疾血徐，不相偕逐，所以错经妄行，越出上窍，而为咳唾等候。然血失既多，则阴虚阳胜，阳既偏胜，则自侵阴分允害，所谓阴虚生内热，故其潮汗遗滑证，皆始于此矣。诸证既见，则日消其阴，火专其令，上而烁金为咳，下而涸水为遗，金既绝其生化之源，则水为涸流之纪矣。于是精神日浅，肌肉日消，毛皮日槁，因而致此极也。当此之际，犹鱼游辙水，即沛挽天潢，亦何济哉？必神于治者，乃可冀其万一耳。虽然，病固水亏，不察其所亏之由以治，安得投其隙乎？如始于风寒，时未即发，致火郁久咳，伤其肺金，是谓母令子虚。法当君以清金，佐以滋水，使以降火，所谓补母益己，伐邪制亢之意也。又如久病久疟，真气已亏，复以劳欲损其心肾，是谓以虚益虚。法当君以益气，佐以滋水，使以养血，所谓无伐天和之意也。又如过力伤筋，动而生阳，肝不纳血，血骤妄行，致阴虚之极者。法当君以养血，佐以降火调气，使以消痰，所谓攻守兼备之法也。至于膏粱逸士，酗酒恣欲，致脾肾两亏，水涸火炎，金衰木旺，母子俱病。法当君以补水养血，佐以清金益土，使以降火平肝，所谓治病必求其本也。若夫前论所谓五脏相传之证，固为亢害承制所必然者，而其所载之候，未必一一全具。但医当素蕴胸中，惟以面色主之，以亢他证，但见一二，便作受亢之脏主张。法当君以益己，佐以补母，使以伐邪，则自中其彀矣。倘不察其微，而概以制亢，恣意伐邪，猛浪投剂，虚虚之祸，咎将安归？

痰火玄解

诚谓痰火之证，本于亡血夺精，而其精之与血，皆真水真阴，有形有质，难成易亏者也。夫所谓痰火者，言末而忘本也。盖真水既亏，则相火随炽，壅迫津液为痰，故曰痰者火之标。然以痨瘵之证，谓曰阴虚火动者，盖以一言而括尽病之标本矣。《内经》曰：阴虚生内热。盖热者火之微，火者热之极，火迫津液而为痰，则阴虚，正谓致火致痰之本，

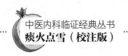

而东垣所谓先受病为本，次受病为标者，非此谓乎？

今之治者，惟曰清痰降火，则殊昧治病必求其本之论矣。或曰滋阴降火者，固为所宜。迨考所用之剂，毋乃四物，增以知、柏、芩、连苦寒之味。殊不知阴得寒愈消，脾得寒愈败，病者得之，宁不减食而胀泄乎？又宁不阴消而肉削乎？然曰滋阴降火者，谓益水而胜火也。盖以龙雷之火，不可以水伏，不可以直折。法宜甘温以补母，人参、山药、五味之属；以苦坚之，知母之属；以苦佐之，黄柏之属，岂不闻萧丘之火乎？按古之治痨诸方，鲜有不主参、芪者。盖古人以血脱者益其气，所谓阴借阳以生之义耳。如妇人产后去血过多，上气喘急，命在须臾者，名曰孤阳绝阴，此阴虚之极者也。法当补阴，然而不主四物等剂，而用参苏饮，剂中惟人参、苏子二味。其用也，岂古人之愚乎？盖亦本诸《内经》之旨也。夫苦寒之用，胎于王氏一言之差，遂为万世之妨。愚考《本草正误》云：雷曰：夏月使人参，发心痃之患。好古曰：人参甘温，补肺之阳，泻肺之阴。肺受寒邪，宜此补之；肺受火邪，则反伤肺气，宜以沙参代之。王纶曰：凡酒色过度，损伤肺肾真阴，阴虚火动，劳嗽、吐血、咳血等证勿用之。盖人参入手太阴，能补火，故肺受火邪者忌之。若误服参、芪甘温之剂，则病日增，服之过多，则死不可治。盖甘温补气，气属阳，阳旺则阴消，惟宜苦甘寒之药，生血降火。世人不识，往往服参芪为补而死者多矣。言闻曰：孙真人夏月服生脉散、肾沥汤三剂，则百病不生。李东垣亦谓生脉散、清暑益气汤，乃泻火益金之圣药，而雷氏反谓发心痃之患，非矣。况痃乃脐旁积气，非心病也。人参能补正气，破坚积，岂有发心痃之理？观仲景治腹中寒气上冲，有头足，上下痛不可触，迫呕不能食者，用大建中汤可知矣。王好古言人参补阳泻阴，肺寒宜用，肺热不可服。王纶因而和之，谓参、芪能补肺火，阴虚火动失血诸病，服之必死，二家之说皆偏矣。夫人参能补元阳、生阴血而泻阴火，东垣李氏之说明矣。仲景张氏言亡血血虚者，并加人参。又言肺寒者，去人参加干姜，无令气壅。丹溪朱氏亦言，虚火可补，参芪之属；实火可泻，芩连之属也。二家不察三氏之精微，而曰人参补火，谬哉！夫火与元气不两立，元气胜则火邪退。人参既补元气，而又补火邪，是反复小人，何以与甘草、芩、术谓之四君子耶？虽然，二家之言不可尽废也。惟其语有滞，故守之者，泥而执一，遂视人参如蛇蝎，则不可也。

　　凡人面白面黄面青黧①悴者，皆脾肺肾气不足，可用也；面赤面黑者，气壮神强，不可用也。脉之浮而芤濡，虚大迟缓无力，沉而迟涩，弱细结代无力者，皆虚而不足，可用也。若弦长紧实、滑数有力者，皆火郁内实，不可用也。洁古谓喘嗽勿用者，痰实气壅之喘也，若肾虚气短喘促者，必用也。仲景谓气寒而喘勿用者，寒束热邪，壅郁在肺之咳也；若自汗恶寒而嗽者，必用也。东垣谓久病火郁在肺勿用者，乃火郁于内，宜发不宜补也；若肺虚火旺，气短自汗，必用也。丹溪言诸痛不可骤用者，乃邪气方锐，宜散不宜补也；若里虚吐利及久病胃弱，虚痛喜按者，必用也。节斋谓阴虚火旺勿用者，乃血虚火亢能食，脉弦而数，凉之则伤胃，温之则伤肺，不受补者也；若自气短肢冷脉虚者，必用也。如此详审，则人参可用不可用，思过半矣。

---

　　①　黧：原作"厘"，据白本、平本、大成本改。

东垣、节斋之说，本于海藏，但论又过于矫激。丹溪言虚火可补，须用参、芪。又云阴虚潮热、喘嗽吐血、盗汗等证，四物加人参、黄柏、知母。又云好色之人，肺肾受伤，咳嗽不愈，琼玉膏主之。是阴虚痨瘵之证，未尝不用人参也。节斋私淑丹溪者也，而乃相反如此，斯言一出，印定后人眼目。凡遇前症，不问宜用不宜用，辄举以借口，致使良工掣肘，惟求免去病家之怨。病家亦以此说横之胸中，甘受苦寒，虽至上呕下泄，去死不远，亦不悟也。古今治痨莫过于葛可久，其独参汤、保真汤，何尝废人参而不用耶？节斋之说，诚未之深思也。杨起曰：人参载本草，人所共知。近因病者吝财薄医，医复算本惜费，不肯用人参疗病，以致轻者至重，重者至危。然有肺寒、肺热、中满、血虚四证，只宜散寒消肿补营，不用人参，其说近是。殊不知俱加人参在内，护持元气，力助群药，其功甚捷。若曰气无补法则谬矣。古方治肺寒以温肺汤，肺热以清肺汤，中满以分消汤，血虚以养营汤，皆有人参在焉。所谓邪之所凑，其气必虚。又曰养正邪自除，阳旺则生阴血，贵配合得宜耳。庸医每谓人参不宜轻用，诚哉其为庸也。

好生君子不可轻命薄医，医亦不可计利不用。盖病者薄医，实所以自轻其生，医者计利苟且，所以自乖其行也。书此奉勉，幸毋曰迂。

～ 痰 火 绪 言 ～

凡痰火之证，始于阴虚，于法当补。但证有虚实，法有宜忌。倘不以脉症互参，孟浪投剂，则触途成滞，宁无颠覆之患乎？盖以脉之可补者，浮而芤濡，虚大迟缓无力；沉而迟涩，弱细结代无力，皆虚而不足，可补者也。当君参、芪，佐以归、芎、芍、地，务使阳生阴长，其病乃愈。若于此不补，或恣用苦寒，则虚虚之祸，岂不①旋踵而至耶？其脉之不可补者，弦长紧实，滑数有力，此皆火郁内实，不受补者也。法当君以四物，佐以二冬、二母、沙参、玄参等味，滋阴抑阳，务使水生火降，阴秘阳平，病或可痊。若妄施补，则实实之灾，将焉免之？

夫脉既已辨，又当以证互验，如洁古所谓喘嗽不可补者，以痰实气壅也。若气短不相接，证似喘促者，盖肾虚气短，当补者也。仲景所谓肺寒而嗽，不宜用补者，以寒束热邪，壅郁在肺也。若自汗恶寒而咳者，表里俱虚，可补者也。东垣所谓久病脉实，郁热在肺，宜微发不宜用补。若肺虚火旺，短气自汗者，阴虚气衰，可补者也。节斋所谓阴虚火动，不可补者，以阴虚火亢能食，脉弦而数，凉之则伤脾，温之则伤肺，此不受补者。若自汗、短气、肢冷、脉虚者，必补者也。若其人面赤面黑，气壮神强，不可行补。若面白面黄，面青羸悴者，皆脾肺肾不足，宜补者也。若此细辨，则犹苍素并陈，而复误者，真盲瞽者矣。

凡治痰火之法，当以脉验证，脉证既明，虚实立辨。夫所谓虚者，真阴虚也，法当补之；所谓实者，火邪实也，法当清之。然清补之品，亦犹朱紫相凌，卒未易辨。何也？如知母、玄参、故纸，皆补肾之气也；黄柏、枸杞、熟地、阿

---

① 不：原脱，据白本、平本、大成本补。

胶、山茱萸、五味、锁阳、苁蓉，皆补肾之血也；人参、山茱，补肾之母也。二冬、阿胶、贝母、百合、蛤蚧、天花粉，皆润肺之燥也；石膏、知母、诃子、粳米，泻肺之火也；桑皮、地骨皮，皆泻肺之子也；五味、白芍、倍子，皆敛肺气之散也。黄柏、知母、丹皮、地骨皮、生地、玄参、茯苓，皆泻命门相火也。芡实、五味、山茱萸、牡蛎、金樱子、远志，皆固精药也。参、芪、橘、草、扁豆，皆补脾之气也；芍、术、大枣，补脾之血也。茯苓、茯神、远志、菖蒲，皆补心之气也；当归、熟地，皆补心之血也；乌梅、酸枣、生姜，皆补心之母也；甘草、人参、赤苓、木通、黄柏，皆泻心经血分热也；丹参、丹皮、生地、玄参，皆泻心经血分火也；栀子、生地，皆凉心血之品也；黄芩、竹叶、麦冬，皆清心经之客热也。当归、牛膝、白芍、芎藭，皆补肝之血也；柏子、白术、决明，皆补肝之气也；枸杞、熟地、阿胶、杜仲、菟丝子，皆补肝之母也；丹皮、红花，皆行肝之血也；青皮、香附，皆疏肝之逆也；芍药、乌梅，皆泻木气之实也；胆草、黄连，皆泻肝之火也。五脏消补之品，宁越此乎？学者谙此，则左右逢源，虽不中，不远矣。

凡痰火之证，始于阴虚，法当滋补。葛氏昔擅专门，所遗诸方，未有不主参芪者。厥后因二王不经之论，致令医掣肘，遂视人参为蛇蝎，惟以苦寒为要药①，种种杀人，犹不知悟。岂不闻丹溪有曰：虚火可补，须用参芪。又曰：阴虚潮热，喘嗽吐血盗汗等证，四物加人参、黄芪、知母，是治阴虚痨瘵之证，未尝不用人参也。况阴虚之极，不用人参补

---

① 药：原作"典"，据白本、平本、大成本改。

阳，何以生阴？若不服参芪得愈者，必真阴尚未甚亏，脾胃尚未衰败，脉必浮大而缓，故用补血降火之药，或有可愈者，但亦稀少耳。予自总髻，医至于今，服参芪而愈者，十常五七，而不服参芪得愈者，十无二三。盖阴借阳生之理，历历可微。如产后孤阳绝阴之证，喘息目瞪，心慌胆战，命在逡巡，此阴虚之极，于法急当补阴。而古人不用四物，而用人参、苏木二味，亦名参苏饮，一服而验，效捷桴鼓。生平于此挽回者，奚啻百余人。古人之制，何其神哉！噫！阴借阳生之法，当的从之。但不明脉理者，未足语此。

痰 火 咳 嗽

　　王氏曰：咳为有声，肺气伤而不清；嗽为有痰，脾湿动而生痰。此咳之所从治也。然必察其所由以治，庶中肯綮，何也？外邪致咳，风则始必鼻塞声重，自汗恶风，法当解之。寒则始必恶寒无汗，声清气壮，法当散之。若表证重者，俱或头痛发热，又当汗之。此外感咳嗽之证治也。若内伤之咳，痰火则甚于清晨，法当清痰降火；火浮于肺，为咳则甚于黄昏，治在清金；土郁食积为咳，则甚于长夜，治在消导理脾。若夫阴虚为咳，证则不然，有多种证谛可征。咳必甚于午后，或兼诸血而有潮汗遗滑等候。其法则异于诸咳天渊矣，贵在清金以益水源，壮水以制火兀，伐木无令脾虚，庶五脏无偏胜之害。乃令生化之源复行，而生生之机再续。加之调摄如宜，或可超之寒谷，而登阳和之境。不尔而一概妄治，致人于颠连之乡，则杀人于无形之刃也。哀哉！

圣[1]谓六淫之邪，近肺为咳，温积痰涎，壅喉为嗽，二者脾肺病也。若夫痨症咳嗽，由则不然，何也？始于水亏火炽金伤，息其生化之源，源既绝流，则渊注之泉自涸，真阴既竭，则相火曰旺，金受火之煅炼，则自燥而烈矣。是以一火丽致金水悉伤，母子俱病，故咳血声嘎咽痛，益水清金之法，可少待耶。当此之际，五脏已病其三，所未亢者，惟肝脾而已。然金既为火贼，则水自寡畏，其不凌脾者鲜矣，剂中必增以制肝健脾之品，益其已[2]，抑其胜，庶无木贼土败之祸，于此倘无抑扬之策，而反颠倒以治，则五脏之气，亏者愈亏，而亢者愈亢，其不食脾泄肌脱肉消，势所必至，其能免乎。

咳嗽加减主方

治阴虚火盛，咳而咽干，脉来弦长紧实，滑数有力，皆火郁内实不受补者，宜此主之。

麦门冬去心，一钱五分，治肺虚火嗽，或单用亦可　天门冬去心皮，一钱五分，清肺热，保肺气，除痰咳者　大甘草生用，八分，治火热伤肺咳嗽　沙参一钱，益肺气，清肺火，大益脾土　瓜蒌仁炒，一钱，润肺降火涤痰，为咳嗽之要药　桔梗去头，一钱，清肺气，利咽喉，为诸药之舟楫　枯黄芩蜜炒，一钱，泻肺火消痰，利气滋化源，养阴退阳　百部去苗，一钱，除热咳上气喘急　鲜知母去毛，蜜炒，一钱，忌铁，消痰润肺，滋阴降

---

① 圣：大成本同，白本、平本作"愚"。
② 已：白本、平本、大成本俱作"亏"。

火，治肺热痰嗽　川贝母八分，清肺，消痰止嗽，开郁降火　百合一钱，治肺热咳嗽　天花粉一钱，治虚热咳嗽

上十二味作一剂，用干柿五片，水煎，食远趁热，徐徐缓服。

若热盛喘咳，及痰多如涌泉者，加石膏火煅一钱；若久咳嗽唾不出，加五倍子五分；若咳嗽声嘶者，此金为火烁之甚，加诃子肉五分，敛而降之；若久嗽不止，此肺气散而不收，加北五味子五粒；嗽而有血，此肺窍伤损，加阿胶、犀角、藕汁、童便对服。

虚痨久嗽加减主方

治阴虚劳嗽，脉来浮而芤濡虚大，迟缓无力，或沉而迟涩，弱细无力，皆虚而不足，宜于补者，以此主之，

黄芪蜜炒，一钱，补虚泻火，止痰嗽自汗，及咳脓血　人参五分，补肺气，降肺火，及肺虚久嗽　北五味十五粒，收肺气，止咳嗽，乃火热必用之药　紫菀制过，一钱，止咳脓，血消痰益肺　款冬花八分，治肺热劳嗽，连绵不绝，为温肺治嗽之要药　生地黄姜汁蒸，一钱，止痰嗽吐血　玄参忌铁，一钱，治肾水受伤，真阴失守，孤阳无根，发为火病咳嗽，唾血证　沙参一钱，益心肺，清肺火，治久嗽肺痿　天门冬去心皮，一钱，保肺气，定喘促，为地黄之使　麦门冬去心，二钱，止痨嗽，定虚喘，除肺热，主心烦，治阴虚及口渴　知母去毛，忌铁，蜜炒，一钱，消痰止嗽，清心肺，疗骨热烦蒸

上十一味，作一利，水煎，缓服。

若咳嗽痰结，咽喉不利，肺燥喘咳，加炒瓜蒌仁一钱；若劳嗽上气，胸胁不利，加贝母八分；若嗽而失声，由火燥

烁金，损伤肺窍，极为难治，加诃子肉八分；若胸胁痞满少食，此肝木贼脾，加山药、白芍，醋炒青皮少许；若咳而多汗，加酸枣仁微炒五分，倍黄芪；若咳而有血，加阿胶八分、磨犀角、藕汁、童便对服；若咳而遗滑，加茯神、山茱萸肉各一钱，间服六味丸；若咳而骨蒸，加地骨皮一钱。

附简易方

苏游凤髓汤　治肺燥咳嗽。

用松子仁一两，胡桃仁二两，研膏和熟蜜收之，每二钱，食后沸汤点服。

又方　治虚热咳嗽，口干涕唾。用甘蔗汁一升半，青粱米四合，煮粥，日食二次，极润心肺。

又方　治咳嗽吐血，人参、黄芪、飞面各一两，百合五钱，为末，水丸梧子大，每五十丸，食前茅根汤下。

又方　用人参、朱砂等分为末，乌梅肉丸弹大，每白汤下一丸，日一服。

又方　治肺热咳嗽。沙参五钱，水煎服。

附拙见治验

一童子年十三岁，患咳盗汗，遂请幼科治之，乃曰小儿汗，不必服药。一月后，两目顿赤，少食，痰中带血丝，余诊其脉，左手微而无力，右手大而洪数，此火症也。想已有外务，其父母力为分解，再三私询，乃曰前学中隔壁，窥见一女子，觉慕之，不遂，后得此疾。余以当归、地黄、茯神、远志、牡丹皮、酸枣仁、白术、甘草、桔梗，数十剂全愈。

一人咳嗽短气，余以黄芪为君，当归、阿胶、陈皮、天冬、桑白皮、知母、黄柏，数服而愈。

～ 痰 火 失 血 ～

夫血者，气之配也。人之一身，五脏六腑，四体百骸，靡不借其营养也。然附气以行，气畅则畅，气逆则逆，有夫妇随唱之义。一或阴亏阳性，偏而为火，气得火而行建。譬则男女偕行，男得附而迈往，女必迷途而暂伫矣。所以火载血上，错经妄行，越出上窍，而为吐衄咳唾等候。第始焉之作，正气未虚，犹水溢于都，固当洁理其源，亦必溢土以御。不尔而任其流，则涓涓之势，其可遏乎？非江海之源，宁不竭乎？况失血既久，则真阴已亏，相火自炽，必见潮汗遗滑等证。当此之际，法当君以益阳，佐以滋阴养血，使以清金洁源，令阳生阴长，源洁流清，庶无后虑矣。然所谓益阳者，参、芪、独参汤之类是也；所谓滋阴养血者，四物、知柏、玄参之属是也；所谓清金者[1]，栀、芩、沙参、二冬、等味是也；所谓理气者，陈皮、香附是也；所谓兜涩者，棕榈、茜根、大小蓟是也；所谓洁源者，丹皮、郁金、犀角、藕汁或童便一物是也。要之痰火失血，皆由阴火上炎所致。然谓之阴火者，龙雷之火也。不可以水伏，不可以直折，岂苦寒

---

① 者：原脱，据白本、平本补。

之可遏耶？倘恣用苦寒以伤其脾，则饮食日减，肌肉日消。节斋云：服寒者，百无一生，服洩溺者，百无一死之论，正此谓也。

圣按：失血之证，其类非一。有阳乘阴者，谓血热而妄行也。有阴乘阳者，以阳虚而阴无所附，妄溢而不循经也。有血越清道而出于鼻者，有血溢浊道而出于口者。呕血者，出于肝；吐血者，出于胃；衄血者，出于肺。耳出血曰衃，肤腠出血曰血汗，口鼻并出曰脑衄，九窍俱出曰大衄。由①固不一，总之火病居②多，倘不溯其源而以治，宁毋岐路亡羊之失乎？

导瘀散滞缓急之品

治诸血暴作，妄行不止，兼止兼消。

藕节入药煎，或绞汁同药服，或生藕单服，亦可治口鼻诸血，此清水洁源之要药　棕灰消瘀血，止吐衄咳唾诸血，或入药，或单服亦可　茜根或剉，或绞汁，活血行血，止吐衄诸血　韭汁止吐血，消胃脘积血，和童便顿温服　莱菔汁止吐血大衄，仍注鼻中　蔓菁汁止吐衄　干柿治脾之药，消宿血吐衄　郁金消瘀血，止吐衄　发灰取瘀血，水调服，上下诸血亦可吹鼻　京墨止吐血，磨服　所吐血炒黑，研末，麦门冬汤服三分，以血导血　所衄血接取点目角，或炒末，水服一钱　人指甲刮末，吹鼻止衄

---

① 由：白本、平本作"出"。
② 居：原作"俱"，据白本、平本改。

诸血主方

治阴虚火动，血热妄行，吐衄咳咯唾等血。

生地黄忌铁，二钱，治心肺伤损吐血衄血　紫参一钱，止唾血衄血，或同人参末服，止吐血　丹参一钱，消衄血，生新血　牡丹皮一钱，和血生血凉血　当归一钱，头止血，身调血，尾破血，衄血不止，末服一钱　芎䓖一钱，消宿血，养新血，止吐衄　白芍一钱，散恶血，逐贼血，平肝助脾，咯血不止入犀角汁同服　黄芩酒炒，一钱，诸失血积热吐衄，为末服　麦门冬去心，一钱五分，治心肺积热，吐衄不止，或捣汁和蜜，单服或用生地黄服　栀子消胃脘血，止衄，炒黑，一钱

上十味，乃滋阴抑阳之要品，作一剂，水煎，临服①入童便二盏，藕汁一盏，温服，或磨犀角汁同服。如证增减，无不捷验。若血壅盛，当与前清止之品倍用。

诸血后虚怯主方

治吐衄咳唾等证，失血既多，虚羸昏倦，精神怯弱，血尚未尽。

人参一钱，补气生血，吐衄后，煎服一两。若内伤血出如涌泉，同荆芥灰、蒸柏叶、白面，水服　黄芪蜜炒，一钱，逐五脏恶血，同紫苏末服，止吐衄不止　甘草炙，五分，养血补血，并咳唾脓血之疾　白及一钱，或为末，以羊肺蘸食，止肺损吐衄，水服止衄　百合一钱，主肺病吐血，或和蜜蒸食　熟地黄二钱，补血填髓　生地黄二钱，凉血生血止血　当归身、头，一钱五分，止血养血　牡丹皮一钱，和血生血凉血，退血中伏火　阿胶蛤粉炒成珠，一钱，主虚损吐血、肺虚咯血　鹿角胶一钱，治同上

---

① 临服：原作"服临"，据白本、平本、大成本改。

上十一①味，乃补血、养血、清血、归源之品，其间主以参、芪者，取阴借阳生之义。但脉不实数弦长者，任意服之，无执王氏谬论②，以取虚虚之祸也。以上作一剂，用藕节五个，水煎，临服时入童便一盏，藕汁二杯，俟温徐徐缓服。

按：《褚澄遗书》云：人喉有窍，咳血杀人，盖肺体清虚难容纤物，血既渗入，愈咳愈渗，愈渗愈咳。凡诸药味厚气浓者，皆所不利，惟饮童便一物汤，则百无一死。若服寒凉，则百不一生。又吴氏云：诸虚吐衄咯血，须用童子小便，其功甚捷。盖溲溺滋阴降火，清瘀血，止吐衄诸血，但取十二岁以下童子，绝其烹炮咸酸，多与米饮，以助水道。每用一盏，入姜汁或韭汁三五点，徐徐缓服，日进二三服，寒天则炖温服，久自有效也。

附吐血简易良方

地黄粥　大能利血生精，吐血者，宜常食之妙。

用怀庆生地黄，以铜刀切二合，与粳米二台，同入罐中煮之，候熟以酥二合，白蜜一合，同炒香，入内再煮熟食。

一方　治内热吐血，用青黛二钱，新汲水调服。

一方　治吐血损肺，炼成钟乳粉，每三钱，糯米汤调下，立止。

---

① 一：原脱，据白本、平本补。

② 借阳生之义……无执王氏谬论：本句原在下文"临服时入"之后，据白本、平本、大成本调。

一方　治吐血不止，青柏叶一握，干姜二片，阿胶一挺_炙，水二升，煮一升。另绞藕汁，或童便一盏，去渣服。

一方　治恚怒呕血，烦满少气，胸胁疼痛，青柏为散。米饮下二三匕。

一方　治吐血衄血，白胶香、蛤①粉等分为末，姜汁调下。

一方　治暴卒吐血，石灰于刀头上烧研，每二钱用开水调下。

一方　治吐血胸膈刺痛，用大黄一两为散，每一钱，以地黄汁一合，水煎服。

一方　治心热吐血不止，生葛捣汁半升，炖服。

一方　治内损吐血，飞罗面略炒，以京墨汁或藕节汁，调服二钱。

一方　治吐血，诸药不效者，桃奴烧末，米饮下。

一方　治卒暴吐血，双荷散，藕节、荷蒂各七个，蜜少许，捣烂，水煎温服，或丸服。

一方　治吐血咯血，干荷叶焙干为末，每二钱米汤下。

一方　治吐血，败荷叶为末，蒲黄等分，每三钱麦冬汤下。

一方　治吐血衄血，阳盛于阴，血热妄行，宜服四生丸，生荷叶、生艾叶、生柏叶、生地黄等分捣烂，丸如梧桐子大。每水煎一丸服。

一方　治吐血，如鹅鸭肝，用生犀角、生桔梗各一两，末之，水服二钱。

---

① 蛤：原脱，据白本、平本、大成本补。

一方　治诸失血，用梘柴叶浓煎水服，或入药服尤妙。

附拙见治验

一人患咳吐血，余诊脉数而有力，独脾脉洪实而紧，此煎炒厚味所致，乃脾胃二经火也。余以陈皮、白芷、当归、生地黄、桔梗、甘草、白芍、黄芩、贝母、天花粉、白茯苓、知母、黄柏，数十剂而愈。

一农家因救旱过劳，忽吐血不止，医作火病治之不效，求救于余。余以补中益气汤卒服而愈。《内经》所谓劳者温之，正此义也。

一老人下血不止，服止血药不效，余以四物加牡丹皮、白术理脾而愈。

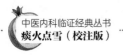

自汗盗汗

夫汗者，心之液，非大热过劳而出者，则病也。由则非一，或冲冒风雨湿邪，熏蒸郁遏，致营卫之气不和，是以腠理开张，潝然汗出，此外邪之所为，惟彻其邪，则汗自止。若内伤之汗，非营虚则卫弱也。何则？以阴乘阳分，自然汗出者曰自汗，法当调营以益卫。以阳乘阴分，睡里汗出者曰盗汗，法当滋阴以抑阳。若病久而肌脱肉消者，昼则自汗蒸蒸，夜则盗汗袭袭，又属阴阳两虚也，法当气血两益之。大都自汗之脉，则必微而弱；盗汗之脉，则必细而涩。微主阳气衰，细主阴气弱。王氏之论，岂欺我乎。要之，自汗盗汗，乃亡津夺液之肇端，但见是证，则当警惕以治，毋以寻常一例视也。

圣曰：所谓汗为心液者，以其心主是液。如脾主涎，肺主涕，肝主泪之类，非心窍之真液也。盖以水谷至清之液，脾气散精，上归于肺，输布一身，五脏六腑四体百骸，靡不借其营养，人所不可一日无者，扰水湿于土中，淫则浸渍，燥则干枯，燥湿相得，则滋长万物矣。而其所以为汗者，必借阳气鼓舞乃生。譬则造酒者，然以曲谷湿盒，置之甑中，注水于釜，迫之以火，则液气升而为酒矣。造酒作汗之理，以此喻之，若符之合节可异乎。夫汗则一也，而复有自汗盗汗之异，理何致也。所谓阳虚阴必凑之，抑何别耶？以阴乘阳分，是营气不与卫气谐也。阳主动，以动中有静，故觉而汗出，乃曰自汗。法当补阳以养阴，盖补阳者，参、芪是也；养阴者，归、地是也。阴虚阳必乘之，以阳侵阴分，是卫气不与营气和也，阴主静，以静中有动，故寐而汗出，乃曰盗汗。若盗之潜出，觉之即止。法当补阴以抑阳，盖补阴者，四物是也；抑阳者，三黄是也。若夫昼则自汗，而夜盗汗者，固为阴阳两虚，然病至于此，则医亦掣肘矣。何也？卫气者，昼则行阳，夜则行阴，行阳则寤，行阴则寐，今也寤寐俱汗，

是阳动极而阴静反动，总之阴气已败，而微阳亦自浮越矣。时将补其阳，则阴火得补而遂炽；时欲济其阴，则阳微无以生其阴。于斯时也，惟脉大虚缓不数者，则为阴未甚虚，胃气尚存，二法用之，或可冀其万一耳。借使脉来细数无力者，则为阴败阳颓，既仓扁复起，又何施耶？

自汗主方

治痰火证具，气虚自汗，脉微而缓，或大而虚微者宜之，或兼梦遗亦宜之。

黄芪蜜炒，一钱，泻肺火，益元气，实腠理，止自汗　人参清河者，五分，止一切自汗，或同当归、猪肾煮食　白术土炒，一钱，止自汗，或同小麦煎服，或同黄芪、石斛、牡蛎末服①，主脾虚自汗　麻黄根八分，止诸汗，必用，或末之外扑　知母蜜炒，去毛，一钱，清金，止自汗　酸枣仁微炒，一钱，研碎，止自汗，宁心惊，治不眠　白茯苓去皮，一钱，止自汗盗汗并宜，或同乌梅汤服，若血虚心头出汗者，同艾叶调服　柏子仁微炒，研碎，一钱，养心液，止汗　牡蛎煅，研末，一钱，气虚自汗，血虚盗汗，同杜仲酒服；虚劳盗汗，同黄芪、麻黄根煎服　龙骨煅，研末，五分，止心惊、盗汗　熟地黄一钱，益阴养阳止汗

上十一味，治自汗之专品，惟脉不细数弦长紧实者，俱可服也。

若觉阴火盛者，加玄参一钱；若兼伤风卫气，不与营气而自汗者，加桂枝三分，外以雌鸡猪肝羊胃作羹，牛羊脂酒服，皆有益于汗，以寻常作茹食之，亦宜。

盗汗主方

治痰火证具，阴虚盗汗，脉细而数，或弦涩虚微者宜之，兼梦遗者亦宜。

---

① 服：原脱，据白本、平本补。

当归身一钱益阴生血，止盗汗　熟地黄一钱，滋肾水益阴，止盗汗
白芍药煨，一钱，补劳，退热除烦，益气泻肝，安脾，止盗汗　白茯神去
木，一钱，治同前　柏子仁炒，一钱，研末。止心惊盗汗　牡蛎粉一钱，
治同前　黄柏蜜炒一钱，益肾止汗　白术土炒，一钱，治同前　甘草炙，
五分，泻阴火，补脾止汗　黄连酒炒，五分，除心热，止盗汗　麦门冬去
心，一钱，治心烦，止盗汗　浮小麦微炒，一撮，止盗汗

　　上十二①味，治阴虚盗汗之圣药，脉细数者尤宜。若盗
汗盛者，亦加麻黄根五分、龙骨五分。若盗汗微而本证甚者，
但主以本证药兼此，如证增减，自捷影响。

附诸方

当归六黄汤　治盗汗之圣药。

川当归身一钱五分，补血、养血、生血、行血、止阴虚盗汗。故用生
地黄、黄芩佐之，不绝生化之源。要之血药不容舍此　黄柏蜜炒，一钱，泻
肾火，救肾水，滋阴降火，止盗汗者　生地黄砂仁拌蒸，一钱五分，阴微阳
胜相火炽强来乘阴位，日渐煎熬，凡阴虚火证及盗汗者宜之。又佐当归之能
熟地黄一钱，补肾水真阴，补血养气，止盗汗　黄芩蜜炒，一钱，除腠理
间热，养阴退阳，盗汗自止，又佐当归之用　黄连蜜炒，八分，润心肺，止
盗汗　黄芪蜜炒，一钱，实皮毛，益胃气，去肌热，泻肺火，除虚热，除肌
中燥热。又治脉弦自汗，脉细自汗

　　上六味，水煎，临卧服。

黄芪汤　治喜怒惊恐，房室虚劳，以致阴阳偏虚，或发
厥自汗，或盗汗不止，并宜服之。

---

①　十二：原作"十四"，方中实为十二味药，故据白本、平本改。

黄芪<small>蜜炒，一钱五分，如上</small>　白茯苓<small>去皮，一钱，保心镇惊，生津止汗</small>　熟地黄<small>一钱五分，治如上</small>　天门冬<small>去心，一钱，保肺定喘润肌，为熟地黄之使</small>　麻黄根<small>八分，止汗</small>　龙骨<small>煅，八分，安肺收汗</small>　五味子<small>廿粒，补肾生津，酸能敛收之义</small>　浮小麦<small>一钱，止汗</small>　防风<small>一钱，止盗汗自汗</small>　当归身<small>一钱，治如上</small>　甘草<small>炙，五分，泻火补脾止汗</small>

上十一味，止盗汗自汗之专剂，水煎，食远服。

牡蛎散　治诸虚体常自汗，惊惕不宁。

牡蛎<small>左顾者，煅，一两</small>　黄芪<small>蜜炒，一两</small>　麻黄根<small>一两</small>　白术<small>土炒，五钱</small>　甘草<small>炙，二钱五分</small>　浮小麦<small>百粒</small>

体虚，加白茯苓<small>一两</small>。

上为粗末。每五钱，滚白汤，临卧温服。

附宜食诸物①

猪心<small>若心虚自汗，同参芪煮食，甚妙</small>　猪肾<small>止盗汗，产后蓐劳盗汗，煮粥食之</small>　麦面<small>止盗汗</small>　豆豉<small>止盗汗，为末，酒调服之</small>　蒸饼<small>每夜食一枚，止盗汗自汗</small>

附拙见治验

一书生患盗汗，每夜被湿数重，开帐其热气如雾上腾，余以当归六黄汤，加减数十剂，略减二三分，未全愈。诊六脉伏沉，乃虚之极也。加人参七分，黄芪加至三倍。复以童便煮附子三分，一服热退，汗止一半，再服而汗证亦愈。

---

① 诸物：原脱，据白本、平本、大成本补。

～ 梦 遗 滑 精 ～

夫精者，血之粹者也。经曰：阳平阴秘，精神乃治。阴阳离决，精神乃竭。以肾水虚衰，心火妄动，至水不得宁，由是不约而妄遗矣。追溯其所自，因则有四。何也？有梦交而遗者，以火动水沸，神驰精泄，此君不务德，乱命所致，法当君以养心宁神，佐以益肾而敛窍也。有下元虚弱，精神荡溢而遗者，此肾衰不摄，玉关无约，而精乃妄泄，法当君以补肾，佐以涩精也。有年壮气盛，久节房事，致经络壅滞而遗者，此久旷精满而溢，惟碍泄而自平也。有情动于中，所愿不遂而遗者，惟通其情而自止，即勿药可也。四者之中，惟梦遗最酷，盖劳神丽复脱其精，痰火之机，多肇于此，可例视乎。

圣谓营气之粹者，化而为精，聚于命门。命门者，精血之府也。经曰：男子二八而阳精升，约满一升二合，养而充之，可得三升，损而丧之，不及一升。谓精为峻者，精非血不化也。谓精为宝者，精非气不养也。故血盛则精长，气聚则精盈，譬则海水之潮，亦由天地间之阳气鼓舞，所以气血精三者，同源而异流，殊途而同归者也。《期嗣真诠》亦曰：精即血成，试以精置盘中，以盐点之，一宿即化而为血，岂非反本还元之义，与愚谓血之为精，犹朱砂中之取汞也，法置砂入鼎中，以火迫之，其汞乃出。夫妇交媾，必动淫火，而精乃泄，故丹家以汞铅譬之精血，正此义矣。然精固营之粹者也，而肾中一点真水，则胎于无极，生于太极，有形有质，难成易亏，男女均有此物，所以男女过欲，皆能致水亏而成阴虚火动之症，其义可见矣。所谓二八而精满者，无乃饮食厚味之液，所变之浊，阴澄秘者，复借肺气输归于肾，若酒之搀水然，必借本酵之气味，乃能充盈。故富贵之人，虽纵淫酒色，未尝一一而成痰火之病，盖以日食荤浓之味，故输化之精亦多，虽频泄亦未即渴。夫若天一之真精，则父母先天所成，为人身之至宝，可频而妄泄乎。倘无厚味精液之助，犹酒之真酵，可频费而妄耗乎。若藜藿如膏粱之纵欲，其有不病者亦鲜矣。况梦遗一证，于纵欲劳神，遂致坎离不交，水火未济，劳神夺精，心不御神，肾不摄精，心神荡溢。由是一梦而遗，其酷于诸遗者，以此法。宜泻南方，补北方，益真火，壮真水，庶得病情之奥。

遗精主方

治心神不足，夜多淫梦，火伏水中，水不得宁，一梦即遗者，此心肾不交，水火未济，实痰火之肇端也，宜此主之。

人参取清河的，五分　白茯神去木，一钱　熟地黄一钱，忌铁
山茱萸取肉，三钱　肥远志去心，一钱　怀山药一钱　五味子十五粒
酸枣仁微炒，一钱　肉苁蓉酒洗，去甲，一钱　补骨脂微炒，八分
芡实肉一钱　莲花须五分　鲜知母去毛，淡盐水炒过，一钱　覆盆子
一钱　麦门冬去心，一钱

上十五味，作一剂，空心服，乃养心血，宁心志，益神气，补肾精，泄肾火，固玉关之专品，此药不燥不寒，不妨肺肾，不助阴火，诚痰火之王道也。

若梦遗甚①者，必专服之；若更遗甚者，或入金樱膏同服，或加牡蛎，或加龙骨；若脉实数弦长，或涩数而细，此不受补者，去人参、补骨脂，加当归、生地黄、黄连、芡实末，每两入龙骨一钱五分，或用金樱膏糊丸。间服水陆二仙丹，此标本兼治之药也。

附诸方

龙齿补心汤　治诸不足，血虚潮热，心神惊怖，睡卧不宁，盗汗梦遗，小便赤浊，烦躁不安等证。

龙齿煅研，一钱，本剂化服　人参五分　熟地黄一钱五分　川归身一钱　桔梗一钱　酸枣仁微炒，研细，一钱②　白茯苓去皮，一钱　白茯神去木，一钱　麦门冬去心，一钱　绵黄芪蜜炒，一钱　远志取肉，八分　半夏曲八分　白术土炒一钱　甘草炙，五分

原有枳壳、桂心，似不切病情，今摘之。

上十四味作一剂，入粳米一撮，姜汁水煎，空心服。

清心莲子饮　治发热烦躁，七情抑郁，小便白浊，或有沙淋，夜梦走泄，遗沥涩痛，或赤或白，酒色过度，上盛下虚，心火上炎，肺经受克，故口干燥，渐成消渴，四体倦怠，男子五淋，妇人带下，五心烦燥，此药温中清心，养神秘精。

黄芩蜜炒，一钱，补膀胱寒及滋化源　麦门冬去心，一钱，补心气不足，退劳伤客热　地骨皮一钱益精气，泻肾火，退肝肾虚热，又去胞络中火　车前子一钱，养肝肺，强阴益精血，导小肠热，久服耐老轻身　甘草五分，

---

① 甚：原作"者"，据白本、平本、大成本改。
② 一钱：原脱，据白本、平本补。

泻火热，通九窍，利百脉，益精养气，补脾胃　白茯苓一钱，补五劳及七伤，渗湿利窍　黄芪蜜炒，一钱，治虚劳自汗，补肺气，泻肺火、心火，治丈夫虚损，五劳瘦弱，泻阴火，除虚热，补脾气　人参五分，补五劳七伤，虚损瘦弱，泻心肺脾胃中火邪，安精神，定魂魄，止惊悸，保中守神又御精　石莲肉去心，一钱，安心涩精，交心肾，安靖七下君相火邪。

上九味作一剂，水煎，食前服。有热，加柴胡、薄荷。

芡实丸　治思虑伤心，疲劳伤肾，心肾不交，精元不固，面无颜色，惊悸健忘，夜梦不宁，小便赤涩，遗精白浊，足胫酸痛，耳聋目昏，口干脚弱。

芡实取生肉，二两，益肾固精补脾　莲须一两清心通肾固精　茯神去木，一两，止惊悸，又开心益志，安魂魄，宁乱神，秘精。髓虚而小便不利者，加而用之　山茱萸取肉二两，补肾气添精髓，止小便不禁，养精气，取其味酸，涩以收秘滑也　龙骨煅研，五钱，治心腹鬼忤鬼疰，养精神，逐邪气，安心神，止夜梦鬼交，虚而多梦，益肾镇惊　五味子黑者，一两，治肾虚遗精　韭子五钱，益肾壮阳，止泄精，止虚劳梦泄　肉苁蓉一两，止精泄遗沥　熟地黄二两，填骨髓，生精血，补五脏，滋肾水真阴　紫石英火煅，研，五钱，益肝镇心　牛膝酒洗，去芦，二两，专治男子消阴，老人失溺，补中续绝。利阴气填骨髓，助十二经脉　枸杞子一两，补虚劳，益精气，滋肾润肺

上末，酒煮山药糊丸，梧子大。每七十九，淡盐汤下。

心肾丸　治水火不既济，心下怔忡，夜多盗汗，便赤梦遗。

牛膝去芦酒洗，二两　熟地黄二两，忌铁　肉苁蓉一两　菟丝子酒蒸，二两　鹿茸去毛，酥炙，二两　人参一两　黄芪蜜炙，一两　五味子一两　茯神去木，二两　山药焙，二两　当归身二两　龙骨煅，五钱　远志去心，一两

上为末，另以山药末糊为丸，梧子大，每七十九，空心淡盐汤下。

附捷方

男子夜梦鬼交，精泄。巴戟天煎丸，并良。

心虚梦泄，或白浊，白茯苓末，每服二钱。

虚滑遗精，白茯苓二两，缩砂五钱，为末。入盐二钱，精羊肉批开，掺药炙食，以酒送下。

漏精白浊，小便数多。白茯苓、山药，矾水煮过，等分为末，每饮服二钱。

心虚遗精，猪心一个批开相连，以飞过朱砂末掺入，线缚，煮熟食之。

梦遗减食，白色苦参三两，白术五两，牡蛎四两，为末，用雄猪肚一具洗净，砂罐煮烂，石臼捣和，药干则入汁，丸小豆大。每四十丸，米汤下，日三服。久服身肥食进而梦遗立止。

肾虚遗精，北五味子一斤，洗净水浸，挼去核，再以水洗，核取尽，余味通置砂锅中，布滤过，入好冬蜜六斤，炭火慢熬成膏，瓶收五日，出火毒，每空心服一二匙。

固精强骨，金毛狗脊、白茯神、远志、莲肉、当归等分为末，蜜丸梧子大，每五十丸酒下。

遗精品类有心虚、肾虚、脱精、湿热。

心虚

清河参补五脏，安精神，定魂魄，又止惊悸，断淫梦，保中守神　远志利九窍，益智慧，聪耳目，聪明定志，益精气，安魂魄，又益精补阴气，止虚梦遗精　菟丝子添精益髓，补五劳七伤，鬼交泄精，肝脏风虚　莲须补

心通肾固精　**莲子心**主遗精，或入朱砂末服　**朱砂**主心虚遗精，或入猪心煮食　**紫石英**补不足，定惊悸，安魂，填下焦，止消渴，养肺气，手少阴、足厥阴血分药也。上能镇心，重可以去怯也；下能益肝，湿可以去枯也。生心血，养肝脏血也。其性缓而能补，故心神不安、肝血不足宜之。　**石莲肉**补五脏不足伤中，益十二经脉血气，定心涩精，多食令人生喜，交心肾，厚肠胃，固精气，强筋骨，补虚损，利耳目，除男子白浊，女人带下崩中，诸血病。安靖下上君相火邪　**茯神**心神惊掣①，虚而善忘，风眩，心虚。茯神治心病，然茯苓亦未尝不治心病也。赤入血分，白入气分之不同

肾虚

巴戟天夜梦鬼交精泄　**肉苁蓉**五劳七伤，补中气，益精髓，悦颜色，延年，大补男子泄精梦②遗，涩女子带下阴痛　**山药**益肾气，止泄精。为末，酒服亦可　**补骨脂**主骨髓伤败，冷精流，或同青盐末服　**五味子**肾虚遗精，或熬膏常服　**覆盆子**安和五脏，补虚劳，肾精虚竭，益肾脏，缩小便　**狗脊**固精强骨，益男子。或同远志、茯神、当归丸服　**韭子**益肾壮阳，止泄精。为末，酒服，止虚劳梦泄。或醋煮丸

湿热

半夏肾虚闭精血，管摄妄遗③，与下虚不同，宜此或用猪苓炒过，同牡蛎丸服　**苏子**梦中失精，炒研末服　**泽泻**渗湿通淋，补阴不足　**黄柏**积热心忪，梦遗，入片脑丸服　**牡蛎**梦遗便溏。为末，或入剂，或醋糊丸服　**蛤蜊粉**　**烂蚬壳**　**螺壳**　**真珠**并主遗精

脱精

芡实益肾固精，或同茯苓秋石丸服　**金樱子**固精，熬膏，或入剂，或

---

① 掣：白本、平本作"悸"。
② 梦：原作"血"，据白本、平本改。
③ 肾虚闭精血，管摄妄遗：白本、平本作"肾伏湿热，不能管摄精血妄遗"。

为糊丸服　**益智仁**治梦泄，或同乌药、山药丸服　**山茱萸**益精，安五脏，通九窍，止小便多，补肾气，添精髓，止老人尿多，固秘精气，取其味酸以收滑　**龙骨**多寐泄精，小便泄精。同远志丸服，亦同苏子末服　**龙齿**安魂定魄，涩精镇惊　**桑螵蛸**男子虚损，昼寐泄精，或同龙骨末服　**鹿茸**男子腰肾虚，夜梦鬼交，精溢自泄，或末之，酒服方寸匕，或煎酒服　**鹿角**水磨服，或入药，止脱精梦遗。丸服，主妇人梦鬼交，鬼精自出　**鳖甲**治阴虚梦遗，或烧末，酒服　**白胶**虚遗，酒服之　**阿胶**肾虚失遗，酒服　**狗头骨**灰梦遗，酒服

附宜食

鸡䏶胵　黄雌鸡　乌骨鸡　猪肾　猪心　獐肉　胡桃　樱桃

附拙见治验

一书生梦遗精滑，世人多作肾虚不效，余将清心莲子饮，加知、柏、龙骨、牡蛎、萆薢，或再加菟丝而愈。

一童子梦遗不止，余以二陈加减，除胃中湿痰，后以清心莲子饮，数服而愈。

一男子遗精白浊，口干作渴，大便中涩，午后热甚，用补中益气加芍药、玄、参，加减六味丸而愈。

～ 火 病 胁 痛 ～

夫左胁者，肝之部位也。窃见患痰火者，往往多左胁痛，此盖由性燥暴而多怒，怒伤肝，故作患也。丹溪云：左胁痛，肝火盛，有气实，有死血。右胁痛者，有痰流注。盖右胁者，

乃肺之部位也。肝急气实，须用苍术、川芎、青皮、当归之类。痛甚者，肺火盛，以当归龙荟丸姜汤下，是泻火之要药。死血用桃仁、红花、川芎，加之以辛凉之剂以治之。余治吾儒病痰火者，多见此症。由作文写字，多以左胁伏桌，倦后尽力倚靠，暂不见伤，久则胁痛，乃胸前死血作梗也。于主方中加红花一钱，其效如神，再于熟药内，掺入童便，韭汁各少许，搅匀温服更效。右胁痛微者，即是痰流注，并食积，每用盐煎散、顺气丸，辛温之剂以治之也。又当①论左胁痛，胃脘疼，妇人多有之，盖以忧思忿怒之气，不得条达，故作痛也。治妇人诸疾，必以行气开郁为主，兼以破结散火，庶得机矣。语云：香附、宿砂，女人之至宝；山药、苁蓉，男子之佳珍。此之谓也。

左胁痛主方

当归　龙胆草　大栀子<small>童便炒</small>　黄连<small>炒</small>　黄芩<small>各一两</small>　大黄<small>九蒸</small>　芦荟<small>各半两</small>　木香<small>一钱五分</small>　黄柏<small>二两</small>　麝香<small>五分</small>

上为末，面糊为丸。一方性暴者，加柴胡、川芎、青黛，蜜丸。

附诸方

一香散　治右胁痛神效。

小茴香<small>一两，炒</small>　枳壳<small>五钱，面炒</small>

为末，以盐酒调服二钱。

加味二陈汤　治咳嗽胁痛。

---

① 当：白本、平本作"尝"。

陈皮_{去白}　半夏_{姜泡}　茯苓_{去皮}　南星_{牛胆制者，佳}　香附_去
_{毛，童①便炒}　青皮_{去白}　青黛　姜汁_{各等分}

各等分煎服。

抑青九　治右胁痛神效。

黄连_{半斤}

为末，蒸饼糊为丸服。

大端痰火之症，多患左胁痛，痛甚至卧不可转侧者，乃肝经无叶，其叶已焦，多死不救。

附拙见治验

一人右胁痛盛，余诊其脉，六部带滑，此痰流注作痛也，遂用：

陈皮_{一钱}　半夏_{制，七分}　香附_{童便炒，五分}　大腹皮_{洗，五分}
苍术_{浸，五分}　厚朴_{姜炒，五分}　枳壳_{三分半}　片子姜黄_{四分}　神
曲_{炒，五分}　麦芽_{炒，五分}

服数剂而愈。

惊者，心卒动而不宁也。悸者，心跳动而怕惊也。怔忡者，心中躁动不安，惕惕然而如人将捕是也。多因富贵而戚

---

① 童：原脱，据白本、平本补。

戚，贫穷而不遂所愿，而成健忘者，陡然而忘其事，尽心竭力，思忖不来，为事有始无终，言谈不知首尾，其三症病同而名异，其原皆由心血虚。盖心无血养，如鱼失水，惕然而跳跃也。时作时止者，以痰因火动，瘦人多是血虚，肥人多是痰饮，法宜先养心血，理其脾土，亦当幽闲安乐，制其忧虑，远其七情六淫，则自安矣。《素问》云：东方青色，入通于肝，其病发惊骇。又云：脾移热于肝，则为惊衄。仲景云：食少饮多，水停不下，甚者则悸，微者短气。又云：五饮停蓄，闭于中脘，最使人惊悸。又云：因有大事所惊而成者，名曰心惊胆寒，病在心胆经，其脉大动，其动也如豆，动摇无头尾是也。丹溪云：病自惊而得者，则神出其舍，舍得液则成痰也。血气入舍，则痰拒其神，不得归焉。

黄帝问曰：胃足阳明之脉病，恶人与火，闻木音则惕然而惊，若闻钟鼓而不为动。何也？岐伯曰：阳明者，胃脉也。胃者，土也。故闻木音而惊，土畏木也。又曰：痰饮惊悸属脾土。凡火病吐血盗汗后，多见此症，故并附之。

惊悸怔忡主方　即补心汤。

当归一钱　白术八分，壁土炒　陈皮五分，去白　白芍五分，炙　生地七分　远志五分，去骨　石菖蒲六分　麦冬七分，去心　酸枣仁五分，略炒　甘草三分半　黄柏三分，童便炒　知母五分，童便炒　茯神五分，去木

虚极者，加人参三分。又一方加柏子仁、北五味，水煎服。

朱砂安神丸

朱砂三钱，水研末　黄连酒洗，六钱　甘草炙，二钱五分　生黄一钱五分　当归二钱

上为细末，蒸饼为丸，如黍米大。每服三五十丸，临卧津液下。

附名医治验

　　林学院历官海南地方，有一子甚聪敏，喜食海蛤，每食必设。至十八年，忽面色顿青，形体消瘦，夜多惊悸，皆谓痨瘵，百疗不瘳，遂召杜诊之。杜曰：非病。何以知之？盖虽病削面青，精神不减，问秀才平日好食甚物。曰：多食海南中味。杜曰：但多服生精液药，病当自愈。如是经两月，颜色渐红润，夜亦无惊。学士延杜问曰：愿闻此病所以。杜曰：《素问》云：盐发渴，乃胜血之证。今既去盐，用生津液之药，人且少壮，血液易生，而色渐红润，此病去乃安矣。众医以痨瘵，非其治也。

　　卫德新之妻，旅宿楼上，夜值盗劫人烧舍，惊坠床下，自后每闻有响，则惊倒不知，诸医作心病治之，皆无效。戴人见而断之曰：惊者，为阳从外入也。恐者，为阴从内出也。惊者，为自不知也。恐者，为自知也。足少阳胆经属肝木，胆者敢也，惊怕则伤胆矣。乃命侍妇执其两手，按于高椅上坐，当面前下置一小几。戴人云：娘子当视此一木，猛击之，其妇人大惊。戴曰：我以木击几，何必惊乎。伺少停，击之惊少缓，又须臾，连击三五次，又杖击门，又遣人击背后之窗，徐徐惊定。卫叹曰：是何治法？戴人曰：惊者平之。平者常也，常见必无惊，是夜使人击其门窗，自昏暮达曙，熟卧不闻矣。惊者，神上越也，从下击几，使之下视，所以收神也。十二日后，虽闻雷亦不惊。

卷之二

〜 火 病 结 核 〜

夫结核者，相火之所为，痰火之征兆也。凡人病此，不知预治，鲜有不致危者，何也？盖以肾水先亏，相火随炽，熏迫津液，凝聚于皮肤之下，肌肉之上，似病非病，不红不肿，不甚痛苦，久而乃溃，人多怠忽。其为证也，初或寒热似疟，形容渐悴，久则肌肉渐消，咳嗽因而失血，潮汗，遗滑等证，蜂集见焉。治之之法，亦必益水清金，滋阴抑阳，兼以开结理气之品，务使水升火降，津液流通，核消块散，庶无后虑矣。倘因循失治，致于肌肉脱尽，形体尪羸，块腐核烂，势若坏都，可复御乎？慎之！慎之！

圣谓结核之由，与疮疡痈毒之类大异，倘误治之，为害匪细。何则？经曰：诸痛痒疡疮，皆属心火。以其心火迫血而成，此实证也。治法：未溃者，则宜凉血解毒，或以苦寒驱毒之药攻下；已溃者，则宜排脓内托，脓散毒解则愈。若夫结核，由治不然，盖始于真阴先竭，相火燔蒸，熏迫津液，拂结凝聚，日积月累乃成，故久而不溃，此虚证也。初无痰火诸证，形体如故，而但见核者，惟在开结降火，消痰理气，核消结散则已，犹火迫卤而为碱，得水浸润复解之义。若初犹豫怠缓，致诸核遍溃，形体消瘦，则潮汗遗血，自是蜂起矣。此盖阴虚之极，相火益炎，所以孤阳愈急，而微阴亦自难遂，故气散血聚，以致诸核遍溃，或无完肤者有之，当此之际，治必本而标之，乃曰圆神，法以清金益水为君，益阳养阴为佐，开结降火为使，必使水升火降，津液流通，溃者敛而结者散，庶亢害承制，五脏气平，是犹寒谷一枝，而嘘阳和之一例也。倘以苦寒峻攻，或以疮疡例治，是犹渴饮鸩，宁不促其毙乎？大抵瘰疬痰核马刀，皆少阳胆气应逆，相火燔炙。治必开结疏利，令胆气通畅，结自解矣。

结核主方

治相火迫聚，津液凝结成核，或绕顶夹耳，或循胁肋，不红不肿，不作脓者，谓之痰核，此痰火之机，急宜消散，初无痰火之证，但见核者。宜此主之。

玄参忌铁，一钱五分，滋阴降火，为消核之要品　桔梗一钱，为舟楫之药　连翘带子，一钱五分，开结降火　射干去根，一钱，消瘰散结　黄芩酒炒，一钱，清金降火　海藻　海带　昆布水洗，各一钱，并碱以软坚　蒲公英一钱，散颈项结核　白僵蚕炒，一钱，去风消核　紫背天葵干者，一钱，消瘰散核之要药　夏枯草干者，一钱，消核散块　甘草一钱，泻火缓急　薄荷八分，清上消热　川贝一钱，消核，清痰，解毒　天花粉一钱，消核清热　牡蛎火煅，一钱，颈项核用，茶引之，胁下核以厚朴引

气壮体实者，加酒炒大黄一分。

上十七味，皆消核之专品，作一剂，水煎，食后入姜汁、竹沥同服。

核在颈侧胁肋少阳之分，加柴胡八分；在头项太阳之分。加羌活五分。

又结核主方

治结核已溃，而有痰火诸证者，宜此主之。

玄参忌铁，一钱　桔梗一钱　沙参一钱　连翘带子，一钱　知母蜜炒，一钱　贝母八分　天门冬去心皮，一钱　麦门冬去心，一钱　陈皮去白，一钱　甘草八分　海藻　海带　昆布各洗，一钱　白茯苓去皮，一钱　柴胡八分　黄芪蜜炒，一钱

上十六味作一剂，水煎食后服，仍看核结何分，加引。

若气虚脉微缓者，加人参五分。他证悉如前痰火主方例增减。

附诸捷方

痰瘤结核，大者如拳，小者如栗。用南星研末，醋调作饼贴之。或以艾炷于上，日灸三五壮，惟使温散，勿使过热伤皮，后不便灸也。良验。

消核散结。用大蒜同食茱萸捣涂。

枕后脑痹痰核。用浮石烧研，入轻粉，油调涂，或以百合同蓖麻仁研涂。

消痰核。用夏枯草煎膏贴之，数日立消。

治结核、瘰疬、瘿瘤神方。用海带、海藻、昆布、海螵蛸、海石各一两，紫背天葵晒干二两，夏枯草晒干二两，连翘带子二两，贝母一两，桔梗一两，天花粉一两，皂角刺五钱，俱为细末，炼蜜为丸，梧子大，每食后滚白汤下百丸。

～ 肺痿肺痈 ～

夫痿之与痈，固皆肺病，然溯所由，则有异矣。何也？痿则火郁，气虚而肺燥；痈则火迫，血热而肺溃。二者较若苍素治，宁得无异乎。盖肺体清虚，本燥，主乎气，金气清肃，则一呼一吸之间，脏腑经络，四体百骸，无往不之，而其动静之为，靡不借以司用。今也火郁邪壅，致金体燥烈，肺气虚微，而敷运停息，亦自衰弱，不能充盈百脉，乃使筋骨痿痺，由是而痿病作焉。故经曰：肺伤善痿。然金体既伤，叶亦焦枯，而其息亦不利，息既不利，则火邪无从而泄，郁遏蒸熏，致咯唾咳嗽，血渗妄行，必云门中府隐痛，咳而喉腥，脉数而虚，以此为验，乃曰肺痿，症与痨瘵仿佛。治当君以养气，佐以清金，而兼攻痰之法，则善矣。

至于肺痈，由则不然，或始于风寒袭肺，不即消散，致金气壅遏而复饮酒，若火添油，火迫血聚，灼而为痈；或素酗酒恣欲，致水亏火炽，金伤热迫，血聚结而为痈。种种之因，又当晰辨，证必秘咳而烦满，心胸甲错，口唬生豆不腥，脉数而实，以此为谛。故曰：肺痈，始则咳血，溃久则腐化为脓。《脉诀》云：疮浮酒灌穿。正此谓也。法当君以排脓凉血，佐以保肺清金，吴氏所谓肺痈，当凉其血。肺痿，当养其血。盖亦得其旨矣。

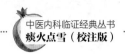
肺痿主方

治肺痿久咳，咯吐脓血，寒热自汗，脉来弦长紧实有力者。

知母去毛蜜炒，一钱，清金益肺，降火滋阴，久咳肺痿　黄芩蜜炒，一钱，主肺痿咳嗽脓血，喉腥　麦门冬一钱，清肺，治咳唾脓血　天门冬去心，一钱，保肺气不被热扰，定喘促而令气清　沙参一钱，清热，治久肺痿　五味子廿粒，益水敛肺清金，火嗽必用之药　阿胶蛤粉炒成珠，一钱，止肺痿唾血　桔梗一钱，清气利咽喉，为肺部引经药也　甘草五分，治肺痿脓血　防己一钱，治肺痿脓血　茯苓去皮，一钱，消痰　淡竹茹一团，清金止烦，消痰解热　王瓜子炒，一钱，清肺热，消脓血　瓜蒌仁炒，一钱，润化痰止咳

上十四味作一剂，水煎服，临服入竹沥、童便。

又主方

治阴虚久咳，肺痿脓血，骨蒸盗汗，梦遗等证，脉来芤而虚大，或濡缓有力者，宜此主之。

人参高丽者，五分，消痰，治肺痿久咳咯血　天门冬去心，一钱，治肺痿，咳涎不渴　款冬花八分，劳嗽痿　麦门冬去心，一钱，清肺止咳　五味子廿粒，清金益肾敛肺　瓜蒌仁炒，一钱，治风痰　沙参一钱，清热治痿　蛤蚧一钱，治劳嗽，肺痿，脓血，传尸，骨蒸　阿胶炒，一钱，补肺气，止咳嗽，消脓血　知母蜜炒，一钱　贝母消痰止咳，治肺痿，一钱　黄明胶炒，一钱，补肺气，止咳嗽，消脓血　黄芩蜜炒，一钱，肺痿，咳嗽，热　甘草五分，治肺痿，吐脓血

上十四味作一剂，水煎食后服。

肺痈主方

治肺痈咳嗽，脓血咽干，便淋，咳而烦满，心胸甲错，食生豆不腥者，宜此主之。

桔梗二钱，排脓养血，补内漏　苇茎即获梗，二钱，治肺痈，咳嗽烦满，脓血臭秽　薏苡仁二钱，治痈脓血　橘叶五片，治肺痈吐脓血　柘黄一钱，治肺痈　夜合树皮一钱，治肺痈吐浊水　蛤蚧炒，一钱，排脓血　甘草五分，痿痈并宜冷　麦门冬二钱，清肺热，止咳嗽，去心　天门冬二钱，去皮心，止咳，清肺热　紫菀茸，一钱，止喘悸，疗咳唾脓血　升麻五分，消热肿，解热毒，发散疮痍　贝母一钱，止咳嗽，治肺痈，清脓血　天花粉一钱，止渴生津，清肺咳

上十四味，皆治肺痈之专品，作一剂，水煎食后服。

若日久脓血吐多不愈者，属血虚，加熟地、当归、阿胶；久咳不愈，加五味子

附诸方

知母茯苓汤　治肺痿咳嗽，气喘不已，往来寒热，自汗。

知母去毛蜜炒，一钱　茯苓去皮，一钱　五味子廿粒　人参五分　柴胡一钱　甘草五分　薄荷一钱　阿胶炒珠，一钱　桔梗一钱　黄芩蜜炒，一钱　麦冬去心，一钱　款冬花八分

原有白术、半夏、川芎，今摘之。

上十二味．姜引，水煎服。

人参养肺汤　治肺痿咳嗽，多痰有血，午后潮热声嘶。

人参五分　阿胶炒，一钱　贝母一钱　杏仁去皮，八分　桔梗一钱　茯苓去皮，一钱　桑白皮蜜炒，一钱　枳实土炒，八分　甘草五分　柴胡一钱　五味子廿粒

上十一味，作一剂，姜、枣引，水煎食后服。

人参平肺散　治心火克肺，传为肺痿，咳嗽喘呕，痰涎壅盛，胸膈疮满，咽嗌不利。

人参五分　青皮一钱　茯苓一钱　天门冬去心皮，一钱　陈皮去白，一钱　地骨皮一钱　甘草五分　五味子廿粒　知母去毛，蜜炒，一钱　桑白皮蜜炒，一钱

上十味，姜引，水煎，食远服。

桔梗汤　治肺痈，咳嗽脓血，咽干多渴，大便难，小便赤涩。

桔梗一钱　贝母二钱　薏苡仁二钱　桑白皮蜜炒，一钱　当归一钱　枳壳土炒，一钱　瓜蒌仁炒，一钱　防己一钱　黄芪蜜炒，一钱　甘草五分　杏仁去皮尖，八分　百合一钱

上十二味，姜引，水煎，食后服。

附诸捷方

肺痿吐血咳嗽，用鸡苏末之，米饮服。

肺痿咯血，防己、葶苈末之，糯米汤服。

久嗽肺痿，寒热烦闷，多唾，甘草末童便调服。

骨蒸肺痿不能食，芦根、麦门冬、地骨皮、茯苓、橘皮，姜煎服。

肺痿吐涎沫，头眩，小便数而不咳，肺中冷也，甘草、干姜煎服。

肺痿吐血，黄瓜子炒研服。

老少肺痿咳臭脓，竹沥日服三五次。

肺痿气急，寒热面赤，甘草末，童便调服。

肺痿气虚，人参末，鸡子清调服，能消痰益肺。

肺痿咳涎不渴，天门冬捣汁，入饴酒、紫菀末丸服，

肺痿咳血，瓜蒌仁、乌梅、杏仁末之，猪肺煮蘸食之。

劳嗽肺痿，款冬花、百合末服之。

胸满振寒，咽干吐浊唾，久久吐脓血，桔梗、甘草末服，吐尽脓血愈。

肺痿咳嗽，烦满，心胸①甲错，苇茎、杏仁、瓜瓣、薏苡煎服，吐脓血愈。

肺痈咳脓血，薏苡仁水煎，入酒服，醋煮服，当吐血出。

肺痈，用橘叶捣汁一盏服，吐出脓血愈。

肺痈，不问已成未成。以栢黄一两，百草霜二钱，糊丸，米饮眼十九，甚捷。

肺痈唾浊脓。夜合皮水煎服。

附宜食诸物

羊肺 久咳肺痿，同杏仁、柿霜、豆粉、真酥、白蜜炙食　羊脂髓 肺痿骨蒸，同生地汁、生姜汁、白蜜炼服　猪肺 肺痿脓血，煮熟，蘸薏苡末食　鲫鱼 肺痿咳血，同羊肉、菜蕨煮食　猪胰 和枣，浸酒服　鹿血 酒服

---

① 胸：原作"中"，大成本同，据白本、平本改。

～ 火病寒热 ～

夫寒热者，谓恶寒发热，或倏寒而倏热也。有外感、内伤、火郁、虚劳、疟疾、疮疡、瘰疬诸证。若外感风寒者，以邪气在表，法当散之；半表者，和解之；火郁者，则发之；疟病寒热者，初则解之，久则截之。疮疡瘰疬寒热者，以外科法治之。惟虚劳内伤，时寒时热者，非阳虚则阴弱也。阳气虚，则阴往从之，以阴乘阳分，故恶寒也。阴气虚，则阳必乘之，以阳乘阴分，故发热也。此阴阳自相戕贼为病，亦非邪之所为，虽有寒热，无乃阴虚阳弱所发之标，惟治其本，则标自灭矣。若欲妄治，以温胜寒，则阴火有妨；以寒攻热，则脾胃愈弱。虚虚实实，咎将谁归。

凡内伤寒热，本届虚象，难可主方，惟考切于寒热之品赘之，以俟同志者采用焉。

和解之品

甘草炙，主五脏六腑，寒热邪气，凡虚而寒热者倍之　知母蜜炒，肾劳，憎寒烦热，便溏胃弱者忌之　丹参虚劳寒热　黄芩蜜炒，寒热往来及骨蒸劳热　秦艽　当归　白芍　川芎并主虚劳寒热　鳖甲骨中寒热，肌体寒热，欲死，作汤良

补中清热之品

黄芪蜜炒，虚劳寒热　沙参　白术土炒，并主寒热，益气相中　桔梗除寒热，利肺气　麦门冬去心　天门冬去心皮　山药并治肺虚寒热　茯苓去皮　酸枣仁微炒研　山茱萸并治心虚寒热

痰火潮热

夫潮热无时为外感，潮热有时为内伤。盖内伤发热，是阳气自伤，不能升达，降下阴分而为内热，乃阳虚也。故其脉大而无力，属脾肺二经病。阴虚发热，是阴血自伤，不能制火，以致阳气升腾，乃阳旺也。故其脉数而无力，属心肾二经病。总之不过七情色欲，饮食所伤，而阴虚火动故也。治宜养血健脾，以治其本，降火清心，以治其标。若妄用银柴胡、胡黄连之类，以消其肌肉，而死者必矣，灭可哀哉。

愚谓痰火之热，作于子午，而不爽其期者，盖火病至于发热，则相火四起，天君失令，必有梦遗盗汗骨蒸等症，其心火一动，则移热于小肠，小肠乃丙火之腑，丙火旺在午，小肠系络于肾，肾虚则便浊，乃小肠火动，故宜午后作热也。至子而退者，盖丙火绝在子，心经之火，至此时而退。今患痰火者，多在二十以内，少年之士，血气虽亏，而日间饮食，尤易生津液，津液乃注于膀胱者也。膀胱号为水曹，壬水又旺在子，水旺则火自灭，而热宜至此时而退矣。明医于此，泻小肠之火，清心经之热，补肾之水，兼生膀胱津液，加以患者善于保养，即重病可痊。苟医家不谙生旺经络，妄投退热之剂，患者不爱性命，仍前消耗真精，即以日间饮食所生津液，犹以杯水而救车薪之火也。热将日盛，病将日增，即再世岐黄，亦难救矣。是可哀也。

潮热主方

治阴虚症发于子午后，其脉浮细而数。

大当归取身润者，五分，酒洗，养血滋阴，补肾除热　大川芎取重白者，五分，养新生血，疗劳损，调阴虚潮热　熟地黄取怀庆者，六分，治阴虚潮热，相火炽强　杭白芍纸包、煨过，七分，补劳退热①除烦，安脾调荣卫，生新血②，泻肝火　鲜知母去毛，童便炒，七分，止嗽而骨蒸退，清金降火有功　厚黄柏去皮，童便炒，七分，泻肾火，滋阴降火，清热有功　地骨皮去骨，水洗，七分，地为阴，骨为里，皮为表，清③血分之火，退阴分之热，又治有汗骨蒸，又止渴　牡丹皮取香白者去骨，七分，泻阴中火，疗无汗骨蒸，神心肾，治神志不足，疗瘀而在肠胃不散

上八味一剂，灯心为引，半空心服。

如内伤色欲，阴虚发热，便硬能食者，去地皮、丹皮，加前胡、贝母、杏仁；如房劳、思虑，伤肾、阴虚，口中有味，夜热昼轻，去地皮、丹皮，加黄芩、童便、龟板。

附诸方

清阳降火汤　治男妇咳血，子午二潮，脉沉数。

山栀仁八分，童便炒　知母一钱，乳蒸　黄柏八分，盐水蒸　青皮去穰，八分　橘红五分　丹参九分　麦门冬去心，四分　沙参一钱，童便炒　茜根九分　姜一片　茅根一撮

---

① 热：原脱，据白本、平本、大成本补。
② 血：原脱，据白本、平本、大成本补。
③ 热：原脱，据白本、平本、大成本补。

水煎，空心服。

滋阴降火汤 治男妇痰中带血，五心潮热，午后阴虚火动，脉浮而数。

知母一钱，乳蒸　黄柏童便蒸，九分　甘草三分　黄芩酒蒸，四分　麦门冬去心，四分　龙胆草童便蒸，四分　白马骨头用酥油，三分，炙至一钱四分止　黑玄参四分　丹参一钱　姜一片　茅根一撮

水煎对童便，空心服。

朱雀丹 治男妇腰背痛，午后发热，自汗，脉洪浮。

沙参童便浸，晒干　栀子仁童便蒸　知母乳蒸　黄柏童便蒸　何首乌乳蒸，以上各一钱　甘草三分　姜一片

上水煎，空心服。

逍遥散 治妇人血虚烦热，月水不调，痰嗽潮热，有汗俱宜。

当归酒洗　白芍酒洗　白术土炒　白茯苓以上各一钱　柴胡七分　甘草炙，五分

上六味，用煨姜一片，薄荷少许，同煎服。

若潮热兼咳者，加桑皮、知母、贝母、桔梗、麦门冬；若潮热兼咳血者，加生地、炒栀子、牡丹皮；若潮热兼呕吐者，加陈皮、半夏；若潮热兼嘈杂，加姜炒黄连。

茯苓补心汤 治妇人虚劳，咳嗽无汗。

当归酒洗，七分　川芎七分　白芍火煨，七分　熟地黄忌铁，七分　陈皮去白，七分　白茯①苓七分　枳壳七分　桔梗七分　全胡七分　干葛七分　人参五分　半夏滚水泡过，七分　紫苏七分　木香五分　甘草三分

---

① 茯：原脱，据药理补。

上十五味，姜、枣煎服。

附捷方

虚劳客热，枸杞根为末，白汤调服。有痼疾者勿服。

虚劳发热，柴胡、人参各三钱，姜、枣同水煎服。

阴虚发热，麦门冬、竹茹、灯心，时常煎服。

子午潮热，黄柏、知母、地骨皮、麦门冬、灯心、竹茹、木通、北五味等分，制过，煎服。

附拙见治验

一人痰火作热，烦躁不安，此气随火升也。余用滋阴降火汤，加酸枣仁、炒山栀、黄连、竹茹、童便，同煎数服而愈。

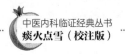

痰 火 骨 蒸

夫骨蒸者，病人自觉骨髓中蒸热，扪之皮肤肌肉则无热也。以其火伏于水，燔烁真阴，煎熬骨髓，是以有此酷证焉。然病固火之所为，而其治亦不可直折，惟滋阴抑阳，以水胜火，如四物、知、柏、玄参、地骨、丹皮之属，从治可也。若以苦寒正治，以伤其脾，则肌肉日消，黄泉之境路岂赊乎。哀哉！

圣谓火病骨蒸，真阴亏之极矣。以水伏火中，热侵骨髓，是根本伤而干及枝叶矣。可长茂而不槁乎？夫水之与火，相背而不相得者也。以水沃其火则灭，火烁其水则枯，然以火置水中反炽者，非龙雷之火可乎。所谓龙雷者，谓其不可水伏，不可直折，如龙潜大海，火光竞起，得水益燔，雷震虚空，烟焰并掣，以阴愈显。法惟参、耆、知、柏、玄参等味之苦甘温从治，庶几可遏，以温能除大热之义也。若以芩、连之苦寒正治，则阴火愈炽而脾土益亏，所谓谷神既去，何借以生？噫！病至此而不遇良工，若牵牛已至屠肆，乃自就死地，其得生者几希，人可不知哉？

骨蒸主方

治骨蒸劳热，虚羸瘦悴，自汗盗汗，咳嗽诸血等证，脉来浮而芤濡虚大，弱细无力者，宜此主之。

人参高丽者，一钱，主补阳生阴　黄芪蜜炒，一钱，泻阴火，温能除大热之味　甘草炙，五分，主骨蒸劳热自汗　知母去毛，蜜炒，一钱，忌铁，主骨蒸盗汗　秦艽去芦，一钱，主传尸骨蒸　玄参忌铁，一钱①，治传尸邪气骨蒸　地骨皮一钱，治骨蒸烦热　酸枣仁盐炒，一钱，治骨蒸劳热　鳖甲醋炒，一钱，治瘦骨间劳热实，补气补阴　乌梅三个，治虚劳骨蒸　牡丹皮去骨，一钱

上十一②味，前证之专品，证若参差，又复如证增损，不可拘泥，作一剂，水煎熟时。入童便一钟，和服。

---

① 一钱：原脱，据白本、平本补。

② 十一：原作"十二"，方中实有十一味，故改。

若自汗多者，入浮小麦一撮；若素有传尸者，入青蒿煎同服；若脉证不受补者，减参、芪，加归、芍、生地、二冬；咳嗽，加贝母、瓜蒌、北五味；若骨蒸热甚而渴者，加火煅①石膏一钱。

牡丹皮，手厥阴、足少阴经药，故治无汗之骨蒸；地骨皮，足少阴、手少阳药，故治有汗之骨蒸。

附诸方

经验五蒸饮　治骨蒸热神效。

茯苓洁白者，去皮，八分　葛根五分　人参清河者佳，五分，童便浸过　竹叶五分，水洗　生地②黄砂仁拌蒸，一钱　知母童便炒，八分　黄芩酒炒，一钱　石膏火煅，七分

用粳米二合，以水三钟，煎小麦二合，至二钟，去麦，以麦汤煎药至一钟，温服，随证加减于后，忌海藻、松菜、芫荽、米醋。

如实热，黄芩、黄连、黄柏、大黄之类；如虚热气虚，加乌梅、秦艽、柴胡；如血虚，加青蒿、鳖甲、蛤蚧、小麦、牡丹皮；如髓蒸髓枯，骨中热，加生黄、当归、天门冬；如骨蒸齿黑手足逆冷，疳食五脏，加鳖甲、地骨皮、生地黄、当归、牡丹皮；如臀蒸肢细趺踵，腑脏皆热，加石膏、黄柏；如胞蒸小便赤黄，加泽泻、茯苓、生地黄、沉香、滑石。

凡此诸证，皆热病后食肥甘油腻，房事饮酒，犯之而成，

---

① 煅：原脱，据白本、平本补，大成本作"煨"。
② 地：原脱，据白本、平本补。

久蒸成疳，死期迫矣。

滋阴至宝汤 治妇人骨蒸潮热，或喘嗽盗汗，或泄泻腹痛，体疼，或烦渴肢瘦。

当归酒洗，八分　白术土炒，八分　白芍火煨，八分　白茯苓乳蒸，八分　陈皮八分　知母蜜水炒，八分　贝母去心，七分　香附童便炒，七分　地骨皮去骨，八分　薄荷五分　麦门冬去心，八分　柴胡酒炒，五分　甘草三分

煨姜三片，同煎。

附捷方

急劳发热，身体酸痛，用秦艽、柴胡各一两，甘草五钱，为末，每五钱，白汤下。

虚损骨蒸，用天灵盖如梳大，炙黄，以水五升，煮取二升，分三服，起死回生也。

骨蒸咳嗽，多睡劳乏，呕逆痰壅，以苦耽，即灯笼草，捣煮服之。

骨蒸烦热，及一切虚劳烦热，并用地仙散、地骨皮二两，防风一两，甘草半两，每用五钱，生姜五片，水煎服。

虚劳苦渴，骨节烦热，或寒热，用枸杞根白皮切五升，麦门冬一升，水二斗，小麦二升，熬至麦熟去渣，每服一升，口渴即饮。

骨蒸发热，雄黄末一两，入童便一升，研如粉。乃取黄理石一板，方圆一尺者，炭火烧至三食顷，浓淋汁，石上置薄毡于上，患者脱衣坐之，衣被围住，勿令泄气，三五度瘥。

骨蒸劳病，外寒内热，附骨而蒸也。其根在五脏六腑^①之中，必因患后得之，饮食无味，或皮燥无光，蒸盛之时，四肢渐细，足跗肿起。石膏十斤，研如乳粉，每水服方寸匕，日再，以身凉为度。

小儿骨蒸，体瘦心烦。天灵盖_{酥炙}，黄连等分研末，每服半钱，米汤下。

附拙见治验

一太学之子，年十六岁，患骨蒸劳热，召余诊视六脉微数，乃阴虚火动也。余用卒阴降火汤加地骨皮、柴胡，水煎童便同服数剂，热略退后，每剂加炒黑干姜三分，全愈。

附虚劳骨蒸宜食诸品

鳗鲡鱼_{治传尸痊气，劳损骨蒸，劳瘦，宜以酒煮食之}　鳖肉_{益气补不足，若骨蒸潮热}^②，_{咳嗽，宜前胡、贝母等药丸服}　慈乌_{补劳治损，止咳嗽、骨蒸，以五味子淹食之}　啄木鸟_{治骨蒸，取虫研末，酒服之}　乌鸦_{治痰病咳嗽，骨蒸劳疾，煨、研，酒服之。又治五劳七伤，吐血咳嗽。酿栝楼根煮酒，日服}　猪肚_{治骨蒸热，热时宜服}　猪脊髓_{治骨蒸劳伤，或同猪胆、柴胡、童便煎服}　猪肝_{急劳瘦，卒寒热，或同甘草丸服}　猪肾_{治劳瘵，或同童便煮食}　猪胆_{治骨蒸劳极}　羊肉_{骨蒸久冷，同山药作粥食。传尸同皂角酒煮食，当虫出}　獭胆_{传尸伏连瘟瘵，劳瘵虚汗，咳嗽发热，杀虫，阴干末，服之}　人尿_{滋阴}

---

① 五脏六腑：原作"五腑六脏"，据白本、平本改。
② 热：原脱，据白本、平本补。

降火，男女劳症，服二次，骨蒸发热，以五升煎一升，入蜜二匙，每服一碗，日二服　人乳补五脏，治瘦悴，虚损，劳瘵，或同麝香、木香服，或同包衣服

～ 火 病 失 音 ～

夫失声之证非一，有痰壅、邪郁、肺痿、毒风、寒热、狐惑，舌强不语，肾虚暗痱，治法各从其类也。惟痰火声嘶，则与诸证大异。何也？以水涸火炎，熏燥肺窍，金为火烁而损，由是而声嘎声嘶见焉。治法非苦寒降火，温燥消痰可复。惟益水清金则善矣。

愚谓言者，心之声；声者，肺之韵。肺体清虚，以气之鼓迫则鸣，犹钟磬之悬架，其内空虚，击之则鸣。内有污浊壅窒，击之则声哑而不鸣①也。若自邪郁、痰壅、肺痿、狐惑等因，则其声哑嘎，惟去其痰邪等病，即犹去钟磬之泥土浊垢，击之自鸣，复何哑乎？若夫水亏火炎，金伤声碎者，则犹钟磬击损，欲其如故，须复铸之。所以痰火声嘶，其得全愈者鲜矣。即施益水清金之法，尤恐不迨，若更以苦寒妄治，虚虚之祸，岂不旋踵而至哉？

利声诸品

桔梗除肺热，利咽喉　沙参补肺气，泻肺热，益肺肾　麦门冬清金

---

① 鸣：原作"明"，据白本、平本改。

益肾，利咽喉，复声音 **知母**滋水清金 **木通**清心通窍，利声音 **人参**除肺热，利声音 **石菖蒲**通心窍，发声音 **诃黎勒**治久咳失音，又同木通服，尤验 **人乳** **竹沥** **姜汁** **童便**四味相合，顿温服，并治久咳失音 **柿**溜声喉 **槐花**炒，嚼，去风热，失音者

附诸方

清音散 治失音声哑。

诃子三钱，半生半熟 木通三钱，半生半泡熟 桔梗三钱，半生半熟 甘草三钱，半生半熟

用生地黄捣烂，入药服，熟药内加童便三五匙，更效。

铁笛丸 治失音或不清。

当归一两，酒洗 生地黄一两，砂仁拌蒸 天门冬五钱，盐炒 黄柏一两，炙 麦门冬一两，去心，盐炒 知母五钱，去毛，蜜水炒 白茯苓去皮，一两 诃子五钱 阿胶五钱，面炒 乌梅十五个 牛乳一碗 梨汁一碗 人参三钱，清河者佳，用童便漫去参毒

共为末，炼蜜丸，如黄豆大，每服八丸，诃子汤下，或萝白汤下。

附名医治验

内侍曹都使，新造一宅，迁入半月，饮酒大醉，卧地失音，不能语。召孙至，诊之曰：因新宅故得此病耳，半月当愈，但服补心山药丸，治湿用细辛、川芎，月余全安。曹见上，问：谁医？曰：孙兆郎中。乃召孙问曰：曹何病也？对曰：凡新宅壁土皆湿，地亦阴多，人乍来，阴气未散，心气

素虚，醉后毛窍皆开，阴湿之气，入而乘心，故不能语。臣以山药丸使心气壮盛后，以川芎、细辛去湿，所以能语也。

一人患火病声哑，医皆云不治之症。余诊右部脉洪而有力，自得咽未痛，询前所服，皆寒凉剂也。遂以天冬、麦冬、沙参、陈皮、贝母、玄参、天花粉、薄荷、桔梗、甘草、细辛少许、海粉、竹茹，数十剂而愈，声如故。间以蜜拌九晒陈槐花，令每睡时细嚼一片，随津液咽下甚妙。

火病咽痛 并附口舌生疮

夫咽之所以咽物，喉之所以候气。虽居上焦阳分，然有太阴少阴之脉络焉。人之一身，水升火降，无壅无滞，则咽自利，而喉自润也。若夫土衰水涸，则相火蒸炎，致津液枯竭，由是而咽喉干燥、疼痛等证作矣。火病至此，实真阴失守，孤阳无根，冲浮于上，而乃至此。痰火诸证，孰酷此耶。所谓龙雷之火，不可水伏，惟滋阴抑阳，使水升火降，津液复回而后可止。若以苦寒正治，则阴火愈炽，而脾土自败，犹渴饮鸩，立促其毙也。

圣谓：咽喉诸症，有虚有实。若上焦风热，君火令人咽喉肿痛，或喉痹乳蛾，分属关隘，怆卒即能杀人，然皆失治所致，即至危际，外可施砭焠、拔发、咬指、吐痰、嗜鼻等捷法，以治其标；内服翘、射、山豆根、牛蒡子根、鼠粘子等味，以拔其本。至绝地挽回者亦多。若夫痰火咽痛，则必诸症悉具，甚乃有此，何也？以脏败下及脉络，是根枯而槁及枝叶矣，可复荣乎！此盖阴火浮游，进退莫测，所以或痛或止，故非苦寒之可遏也。治亦不宜专攻，但以主剂中倍以益阴之品，少增畅利之味，庶几得法。若以苦寒直折，则阴火愈炎，立见倾危也。慎之！慎之！

利咽良品

甘草_{蜜炙，缓火，去咽痛，若肺热，同桔梗煎啜}　知母_{蜜炒，泻肺火，利咽痛}　玄参_{去无根之火，滋肾水，利咽痛}　麦门冬_{去心，治虚热上攻咽痛}

以上五味，皆痰火咽痛两利之品，其山豆根、牛蒡子根、恶实子、射干，皆苦寒专攻之剂，并所不宜。或以贝母、百合、诃子、槐花煎之噙咽，或贝母、硼砂末之吹咽，治标可也。

附诸方

甘梗汤　治喉痛，并声音不出。

桔梗_{二两，去头}　甘草_{一两，略煨}　荆芥_{五钱，去梗取穗}

每服四钱，生姜三片引。

海上方　治喉生疮声哑。

白硼砂_{一钱}　孩儿茶_{一钱}　蒲黄_{六分}　青黛_{一钱}　牙硝_{六分}　枯矾_{六分}　片脑_{二厘}　黄连_{五分}　滑石_{一钱}　黄柏_{五分}　寒水石_{一钱}

共为末。以苇筒吹末入喉，立效。

大温丸　治口舌生疮，服俱凉药不效者。

大附子_{童便煮一炷香}　人参_{去芦，三分}　桔梗_{一钱，去头}　生地黄_{一钱}　蛤粉_{五分}　玄参_{七分}　升麻_{四分}

上七味，共为细末，炼蜜为丸，金箔为衣。薄荷汤下，神效。

附捷方

喉痹，语音不出，用李实根皮一片，噙口，更李根皮水搽项一周。

喉痛，用倒滴刺根净汁，入些好酒，同研滴入喉中，痛立止。

又方　用猪牙皂为末，和霜梅噙之。

又方　用茜草根一两，作一服，能降血中之火。

中气咽闭，急用白僵蚕捣筛为末，生姜自然汁调，下喉立愈僵蚕属火，而有土与木，木得全气而僵，治喉取其火中清化之气，以从治，散结滞之痰。

喉痹，取蜒蚰虫汁，点在喉中，下咽即开。

咽肿，用土牛膝捣自然汁，和醋服本草云：土牛膝主血结及血块。

急喉痹，其声如鼾，痰在喉响，此为肺绝之候，急煎独参汤救之。服早者十全七八，次则十全四五，迟则十不全一也。

咽喉痛，用诸药不效者，此非咽痛，乃是鼻中生一条红线如发，悬一黑泡，大如缨珠，垂挂到咽门而止，口中饮食不入，须用牛膝直根而独条者，洗净，入好醋三五滴，入去则丝断珠破，其病立安。

喉风牙关紧闭，用焰硝一钱五分，硼砂五分，脑子二厘半，白姜僵蚕二厘，共为末。以竹管吹五分，入喉立愈。

附名医治验

押班都知潘元从，喉闭。急召孙治，于夹袋中取药末吹喉中，少顷，潘吐出脓血，立愈。潘因赠金一百，愿求方以济非常之急。孙以其授之，用猪牙皂、白矾、黄连等分，新瓦上焙干为末，用一钱，因曰神方无价，安用以利易哉？遂不受所赠。

文潞公一日喉肿，因三日愈甚，上召孙治之。孙曰：病得相公判笔一管治，用笔尖点药入喉。孙遂藏针于笔尖，随手便刺，相公昏仆，左右惊愕。孙曰：非我不能救相公之急。须臾吐出脓血升余，旬日平复。见上，喜曰：孙真良医也。由是观之，喉痹以恶血不散故也。凡治此疾暴者，必先发散，发散不愈，次取痰，取痰不愈，次去污血也。

杨立之知广州，一日喉痛溃烂，饮食不进，命吏召吉老诊之，曰：不必服药，但食生姜一片，方可救也。其子有难色，以喉痛安能复食辛辣？立之曰：吉老神医，但食不妨。遂取一片食之，觉香味异常，渐食加至半斤余，喉肿顿消，饮食如故。召吉老而谢之，问病所以，吉老曰：相公平日多食鹧鸪肉，此物喜食半夏苗，盖中其毒也，惟姜可解，故尔获效之捷。

～ 火 病 泄 泻 ～

泄泻之证有五：脾、胃、大肠、小肠、大瘕是也。然溯其源，大概脾病湿渍所致，约其治，无乃健脾渗湿为先。若夫痰火病，此则属脾肾两虚。何也？盖肾衰不能摄，脾弱不能运，脾气虚，则阑门之气亦虚，是以不能泌别清浊，致水液渣滓混入大肠，故或溏而或泄也。法当君以实土，臣以益水，佐以清金，使以兜涩。所谓实土者，白术、白芍、山药是也；所谓益水者，故纸、五味是也；所谓清金者，五味、二冬、沙参是也；所谓兜涩者，诃子、肉蔻、莲肉、芡实是也。盖肾气实则自能摄，脾气实则自能运，金气清肃，自能施化矣。虽有外寒内热，饮食积滞，但宜解散消导，不可妄攻。盖攻邪则妨正，恐触滑滑之热，即未易遏。

愚谓泄泻一症，为亡阴脱液之肇端，痰火病此，犹败叶经霜，鲜不凋坠，何也？以阴虚故动火，而复以亡其阴，则清阳之气益陷，相火之焰益炎，下而窘迫，上而咽痛，诸证蜂起矣。当此之际，欲实土则妨肺，欲清金则碍脾，医者能不掣其肘乎？姑以敦土清金之品，末之为丸，徐徐缓服，此无伐天和之意。班固曰：有病不医得中工，正此谓耳。

泄泻主方

治痰火诸症悉具，倏而大便或溏或泄，此脾肾之气两虚，不能统摄运行，或由饮食内伤，风寒外袭，冲动其势，宜以此方主之。

山药微炒，一钱　人参高丽者，五分　黄芪蜜炒，一钱　白术土炒，一钱　白茯苓去皮，一钱　陈皮留白，八分　熟地黄一钱　白芍

煨，一钱　甘草炙，五分　五味子廿粒　贝母一钱　麦门冬去心，一钱

上十二味，生姜三片，大枣五枚，浓煎。趁热徐徐缓服，不宜骤下。

若果伤谷食，但加炒麦芽少许，以消导之，然麦芽亦能软便，不可过多；若伤肉食，少加山楂；若伤面食，少加神曲；若因风寒直犯太阴，腹痛泄泻，本剂减地黄、麦门冬，加炒干姜一二分热服，外用炒盐帛裹熨之，更宜少饮汤水。

凡痰火之证，最宜便实，一见便溏，即当警省，用药亦须提防。如本剂有知母，味苦性寒，润下沉降，便软便溏者，宜去之，不得已而用者，亦须姜汁熟炒。当归味虽甘温，然亦润下利便，用须减半；生熟地黄性寒滞泥，亦须姜汁蒸过；天门冬性味苦寒润利，便溏者亦须去之。其栀、连、芩、柏，并属苦寒，脾肾虚者，大所忌也。按魏氏曰：凡泄泻宜用丸药，盖脾恶湿而喜燥，即用汤剂，亦须浓煎少服。盖汤者荡也，脾虚者所忌，以服下即行，不能久注胃中故尔。

附诸方

泄泻丸　治火病便溏，或泻，或下迫窘痛，或脾泻肾泻，并可主之。

白术土炒，四两　橘红留白，二两　白芍煨，二两　白茯苓去皮，二两　莲肉去皮、心，二两　芡实取生肉，二两

腹痛后重，加木香二钱；久泻加肉蔻面裹煨熟，去油五钱，诃子面煨，取肉五钱。若每清晨溏泻一二次，名肾泻，加破故

纸炒五钱。若食不消化，加麦芽，炒取末五钱，无上诸症者不用。

上俱为细末，用怀山药六两，另末，以荷叶煮水为糊，丸如梧子大。每百丸，或五七十丸，食远或清晨，清米汤、滚白汤俱可下。

二神丸　治清晨溏泻一二次，名肾泻，或久泄，脉沉无力。

破故纸炒　肉豆蔻面煨去油，各一两

末之，枣肉丸如捂子大。每二三十丸，临卧淡盐汤下，或空心米饮下。

当归厚朴汤　治肝经受寒，面色青惨，卧而泄利。

当归酒洗，二两　厚朴制过，二两　官桂二两　良姜三两

上每三钱，水煎，食前服。

家莲散　治泄泻经久不止。

莲肉水泡，去皮、心，微火焙干，四两　川厚朴去皮，姜汁浸，炒，一两　干姜炒黑色，一两

上三味为末，每服米饮调下，二三匙，日三服。

养元散　治久泄饮食少进。

糯米一升，水浸一宿，滤干，慢火炒令极熟，为细末。入怀山药，芡实肉、莲肉各三两，胡椒末一钱，和匀。每日清晨用半盏，再入砂糖二匙，滚汤调服。

诃子散　治久泄腹痛。

诃子一两，半生半面，裹，煨熟　木香五钱　甘草二钱　黄连三钱

上四味为末，每服二钱，以白术、白芍汤调下。如泄止，痛不已，加厚朴一两，竭其邪气也。

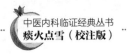
海上奇方 治脾泄，即经年者无不愈。

用半大脚鱼数枚，煮半熟，择出净肉，炭火上焙干为末。如脚鱼肉末约二升，用黏糯米粉各半，共约一升，合匀，用不油白术_{一两}、肉豆蔻_{面裹煨熟一两}，为末，与米粉三升，二味各用三两，同为末，醋糊为丸。每空心米汤下七十丸，神效。

附捷方

五更溏泄，用五味子_{二两}，吴茱萸_{五钱，二味炒香为末，每陈米汤下三钱}。

水泄，用神曲_{炒香}六两，茴香五钱，生姜三两，为末，米糊丸，每服五七十丸。

痰积泄泻，用海石、青黛、黄芩_{姜汁炒}，神曲_{干炒}，为丸，每服三五十丸。

暴水泄不止，用肉豆蔻三个_{面裹煨熟}，为细末，只作一服，食前陈米汤下。

脾胃中风温滑泻，用川芎、神曲_炒、白术、附子_{泡，各等}分。上为末，曲糊丸，米汤下。

附名医治验

一人之水谷不化，腹作雷鸣，自五月至六月不愈。诸医以并圣散子豆蔻丸，虽止一二日，药力尽复作。戴至而笑曰：经云：春伤于风，夏必飧泄，有水谷直过而不化。又云：水谷不化，热气在下，久风入中，中者，脾胃也。风属甲乙，脾属戊己，甲乙虽克戊己，肠中有风，故鸣。经曰：岁木太过，风气流行，脾土受邪，民病飧泄。诊两手脉皆浮数，为病在表也，可汗。直断曰：风随汗出，以火二盆，暗置床下，不令病人见，诒之入室，更服麻黄涌剂，乃闭其户，从外锁之，汗出如洗。待一时，开户减火，须臾而汗出，泄亦止。风非汗不出，故宜汗之而愈。若脾虚泄泻，又不可以此类而论也。

～ 传 尸 鬼 疰 ～

夫病曰尸疰者，以其身为虫所蛀，虫蛀其尸，有蟊贼蚀物之害，是故名焉。然症与痨瘵仿佛，惟递传染，累世不绝，有伏连殗殜等名，总曰传尸病也。溯所自来，盖有一种鬼疰尸气，伏于人身，使人精气血液日耗，渐至阳盛阴亏，煎熬熏烁，血液结抟，渐而变为怪异之虫，日蚀月蛀，脏腑消溃，蚀尽气绝则死，《乾坤生意》已详图式矣。谓初世之虫，形若人发马尾，再世则小者若蛔，大者若蛇。至于九世，则类人类鬼，其状不一，令人可惊。始于熏陶渐染，旋踵至极，一死即一病，甚至灭门绝户者有之。自古惟葛氏之法最奇，但以世久，湮其证论，独存数方而已。观所立诸方，皆主参、芪者，盖有真知实见，以正胜邪。犹良农治畦，滋之以粪，五谷浓盛，则稊稗自灭矣。今观者不知作者之意，遂弃而勿用，何也？彼以参、芪为骏补，以蒿、甲为骏攻，殊无定见，三思反惑。或以归、地补阴，或以芩、连降火，阴借阳生之法，昧而不一，懵然无悟。若此之剂，阳何以生？虫何以杀？徒溃其肠腹而已，更何益耶？当此之际，医与病家，鲜不袖观鼠首，束手彷徨，以俟天年者，良可悼哉！愚谓是症之法，但与痨瘵少异，必君以杀虫，臣以养正，佐以益水清金，使以滋阴抑阳，则善矣。越于是法，岂其然乎？凡素有病此之家，则人人自当警惕，毋酗酒，毋恣欲，毋偏七情，谨禁六淫，保护元气，所谓本固则邦宁，邪何以入？其所以染者，皆不知持满，以酒为浆，以妄为常，以欲丧其真，邪乘虚入，而后乃然。经曰：邪之所凑，其气必虚，正此谓耳。要之病既著体，则当以死为念，竞竞业业，绝诸欲，薄厚味，诸法亦当早施，庶不贻祸。倘不守其戒，不珍其命，迨至传递诸脏，则真败邪胜，即葛君之神，复何济耶。

传尸痊病主方

治传尸骨蒸，伏连殂殁，一切痨瘵痊病。

人参取高丽上者，五分　黄芪蜜炙，一钱，并主传尸骨蒸，劳热自汗　玄参忌铁，一钱，主传尸邪气，常作香烧亦好　苦耽即灯笼草，生，二钱，主传尸伏连鬼气　鬼臼三钱，主尸痊殂殁，传尸痨瘵　知母忌铁，蜜炒，一钱，主传尸骨蒸　秦艽去芦，一钱，主骨蒸潮热，虚劳寒热　胡黄连五分，主骨蒸潮热，五心烦热，妇人胎蒸，小儿童劳潮热　乌梅取肉，五个，治虚劳骨蒸　地骨皮一钱，主骨蒸烦热，或防风、甘草煎服　酸枣仁微妙，一钱，主骨蒸劳热，心惊自汗，多眠不眠　甘草五分，补五劳七伤，一切虚损，通九窍，益精养血，生用泻火热，熟用散表寒　青蒿熬膏入药用，主骨蒸鬼气，或煎膏入猪胆、甘草末，丸服　天门冬去心、皮，一钱，保肺气，去寒热，养肌肤，和肺气，定喘促　麦门冬去心，一钱，主五劳七伤，安魂定魄，止咳定喘，去肺中伏火，补心气不足，诸血妄行，虚劳多热，口干燥渴　**百部**去苗，一钱，主传尸骨蒸，劳热上气，止咳　**紫菀茸**，一钱，主咳唾脓血，喘悸，五劳体虚，劳气尸疰，虚热，百邪鬼魅　**桔梗**去芦，一钱，清肺，利咽喉　**浮小麦**一撮，主传尸骨蒸，及劳热自汗　**蛤蚧**酥炙，一钱，治肺劳传尸，咳嗽咯血　**鳖甲**酥炙，一钱，治冷痛劳嗽，除骨节间劳热结实，补阴补气

上二十一味，皆上证之要品，作一剂，水煎，空心服。而其加减之法，亦从前之火病治例。

附诸方

天灵盖　追取劳虫。天灵二指大，以檀香煎汤洗过，酥炙。一气咒七遍云：雷公神、电母圣，逢转尸便须定，急急如律令。

尖槟榔五枚　**阿魏**二分　**麝香**三分　**辰砂**一分　**安息香**三分　**甘遂**三分

为末。每服三钱，用童便四升，入银石器内。用葱白、薤白各二七茎；青蒿二握；桃[①]枝、甘草各二茎，五寸长者；柳枝、桑枝、酸榴枝各二茎，七寸长，同煎至一升，分作二次，五更初调服前药一服。虫不下，约人行十里又进一服，天明再进，取下虫物，名状不一，急钳入油铛煎之。其虫嘴青、赤、黄色可治，黑白难治，然亦可断传染之患。凡修合先须斋戒，于远房净室，勿令病人闻药气及鸡、犬、猫畜、孝子、妇人，一切触秽之物见之。虫下后，以白粥补之，数

---

① 桃：原脱，据白本、平本补、大成本补。

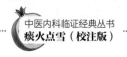

日之后，梦人哭泣相别是其验也。

又方　治虚损骨蒸，天灵盖如梳大，炙黄，以水五升，煮二升①，分三服，起死神方也。

张文仲备急方

用人脑骨炙三两，麝香十两，为末，捣干杵丸梧子大。每七丸米汤下，日再服。若骨前有青脉出者，以针刺看血色，未黑者，七日瘥。

又方　治小儿骨蒸，体瘦心烦。天灵盖酥炙，黄连等分，研末。每服半钱，米饮下，日二服。

神授丸　治传尸劳症，最杀痨虫。

用真川椒红色者，去子及合口者，以黄草纸三重隔之，炒出汗，取放地上，以砂盆盖定，以火灰密遮四旁，约一时许，为细末，去壳，以老酒浸白糕，和丸梧子大。每四十九，食前盐汤下，服至一斤，其疾自愈。昔有一人病此，遇异人授是方，服至二斤，吐出一虫如蛇而安，遂名神授丸。

明月丹　治劳追虫，用兔屎四十九粒，硇砂如兔屎大四十九粒，为末，生蜜丸如梧子大。月望前，水浸甘草一夜，五更捣取送下。急钳入油锅中煎杀，三日不下，再服。

又方　水獭足为末，酒服，杀痨瘵虫。

又方　治痨瘵杀虫，用猫肝一具，生晒研末，每朔望五更调服之。

又方　虎牙砺末服，杀痨虫。

---

① 升：原作"两"，据白本、平本改。

附本病宜食诸物

鳗鲡鱼_{清水煮，可常食之。}主传尸疰气，劳损，骨蒸劳瘦，或酒煮，食 鳖肉_{煮食，益气补不足，去血热，骨蒸潮热咳嗽，同前胡、贝母等药煮食，或} 丸服 啄木鸟_{取虫，炒、研，酒服，或煮食} 慈乌_{补劳治瘦，止咳嗽，骨} 蒸，以五味腌食之 乌鸦_{主劳羸咳嗽，骨蒸劳瘵，煨，研，酒服之。五劳七} 伤，吐血咳嗽，酿栝楼根，同煮食之 纳鳖_{主传尸痨瘵}① 鹰矢白_{焙，研} 末，水服，杀痨虫 猪脊髓_{主骨蒸劳伤，同猪胆、童便、柴胡等药煎服} 猪肝_{治急劳瘦，卒寒热，同甘草丸服} 猪肾_{主传尸痨瘵，童便煮酒食} 猪 胆_{主骨蒸劳极} 羊肉_{骨蒸久冷，同山药作粥食。骨蒸传尸，同皂角酒煮食，} 当吐出虫 猪肚_{骨蒸劳热，四时宜食} 白羊头蹄_{五劳七伤，同胡椒、干} 姜、荜茇煮食 猫肝_{杀痨瘵虫，生晒，研，每朔女日五更酒服} 猪肺_{主传} 尸伏连，殗殜，劳瘵虚汗，咳嗽发热，杀虫，阴干为末，水服，日三次 鹿 茸_{膃肭脐}_{主虚劳} 熊脂_{酒服，杀痨虫，又补虚损。} 象牙_{主骨蒸} 獭 肉 狸骨 虎牙 鼠肉_{并杀痨虫} 蛇吞蛙_{主痨嗽吐臭痰，煅，研末，} 酒服

附人部宜用物

童便_{滋阴降久，男女痨症，日服二次。骨蒸发热，以五升煮一升，入蜜} 三匙，每服一碗，日二服 人中白_{主传尸，热劳肺痿，消痰火，消瘀血} 秋石_{主虚劳冷痰，有制法} 人乳_{补五脏，治劳悴。虚损痨瘵同麝香服，或} 同胞衣末服 人牙_{烧，用治劳伤。} 天灵盖_{主传尸尸疰，鬼疰伏连。肺}

---

① 纳鳖_{主传尸痨瘵}：大成本同，白本、平本脱。

瘘，骨蒸盗汗，退邪气，追痨虫，炙黄，水煎。或同麝香丸服。小儿骨蒸，加黄连末服。追虫有天灵盖散　**人胞**男女一切虚损劳极，洗，煮，入茯神丸服，河车大造丸　**人中黄**主骨蒸劳极，名伏连传尸。同小便各一升，入新粟米饭五升，面拌饼，密封七日，每旦服一合，午再服，并去恶气

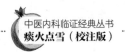

痰火诸方补遗

痰火实症主方　治劳伤心肾，精血亏损，形体羸瘦，阴虚火旺，咳嗽潮热，失血等症。脉来弦长紧实，滑数有力者，皆火郁内实，不受补者也。宜此主之。

当归身_{酒洗，一钱五分}　生地黄_{忌铁，一钱五分，姜汁蒸}　白芍药_{煨，一钱}　玄参_{忌铁，一钱}　知母_{去毛，忌铁，蜜炒，一钱}　黄柏_{忌铁，蜜炒褐色，一钱}　白茯苓_{去皮，一钱}　沙参_{一钱五分}　北五味_{廿粒}　黄芪_{蜜炒，绵软者，一钱}　天门冬_{去心、皮，一钱五分}　甘草_{炙，八分}　麦门冬_{去心，一钱}

上十三味，皆考《本草》，于前证所必用者，但如症而增减之，自可捷其验也。

若潮热甚者，加柴胡一钱，地骨皮一钱。若肺火盛而咽燥口腥者，加蜜炒枯芩一钱，天花粉一钱。若肺热咳甚痰多者，加炒瓜蒌仁一钱，贝母八分。若肺燥咳血，加炒阿胶珠一钱，牡丹皮八分，藕节三个，童便一杯，生姜汁五匙，对服。若吐血，加郁金三分，藕节、棕灰，减黄芪。若肺火郁甚而嗽血者，倍片芩、生地，加桔梗、丹参、阿胶、藕汁、童便对服，亦减黄芪。若自汗甚，倍黄芪，加麻黄根五分，

或加牡蛎粉。若盗汗，倍归、地，加酸枣仁、茯神、牡蛎；若衄血，加紫参、磨犀角、片芩、炒黑栀子，倍生地黄。若梦遗，加山药、山茱萸、茯神、莲须，或加牡蛎。若食少便溏，加山药、土炒白术，减知母。若咳而声嘶，此火郁肺损，加诃子，倍天门冬，倍麦冬。若咳唾脓血喘嗽者，加紫菀茸。肺热燥咳，上气喘急，加百部。

痰火虚症主方　治虚劳瘦损，潮汗遗嗽，失血诸证全具。脉浮而芤濡，虚大缓迟无力；或沉而迟涩，弱细结代无力，皆虚而不足可补者，当此主之。

人参取上品高丽者，五分　黄芪外白内黄绵软者，蜜炒，一钱　大甘草炙，五分　生地黄淡酒蒸，忌铁，一钱　熟地黄姜汁蒸，一钱　当归身，淡酒洗，一钱　白芍药煨，一钱　玄参忌铁，用木槌槌碎，一钱　北五味十五粒　沙参一钱　天门冬去心、皮，一钱　麦门冬去心，一钱

上十二味，皆详考《本草纲目》及素经验，于内伤火病最切者，一味不可遗之。若外有遗证，必如前证之增减，乃可中隙。况前之增减之法，未必一一括尽病情，更当于后之药性中互参之，则无不中其肯綮矣。

按：古制治痨诸方，鲜有不用参芪者，盖亦得其病情之旨。第今者惑于王氏之论，一目而畏之蛇蝎，遂为废典矣。愚谓古人之立方也，必神于监制，素所经验者乃以示人。今之术庸识浅辈，不能神其神，而反妄议雌黄，致病家亦以其言横之胸中，至死而不悟也。迫以剂中诸品考之本草，则无一不中病情者，但于中间有一二味，性稍不纯，有妨阴火者，姑摘之。如乐氏建中汤之

细辛，黄芪鳖甲散、黄芪扶羸汤、人参黄芪散、蛤蚧散等剂之半夏，华盖散之白矾，太平丸之麝香等味，性稍骏燥，彼则得而妄议之，予故摘之。详考本草云：细辛固有益肝之能，然以气味辛香，恐炽阴火；半夏固能调和脾胃之气，亦以辛温气燥，恐不利肺；白矾固可劫痰，而气寒，味且酸涩不平，又属金石之品；麝香固能通窍，然以气窜，恐走真气有妨。余固不敏，不能为先哲之忠臣。惟持一得之见，而删订之，意后患或可沾泽于万一耳。谨将诸方附后，以俟后之君子而采择焉。

乐氏建中汤　治脏腑虚损，身体瘦悴，潮热自汗，将成痨瘵。此药大能退热补虚，生血养血。

人参五分　黄芪蜜炒，一钱　当归身，一钱五分　白芍药一钱五分　白茯苓一钱　麦门冬去心，一钱五分　甘草炙，五分　陈皮去白，八分　前胡八分

上九味作一剂，水煎，姜、枣引，食远温服。

按：上方九品，殊切病情。方意以人参治五劳七伤，虚损瘦弱；以黄芪补虚劳自汗，卫固腠理；以当归治虚劳寒热，逐旧生新；以白芍补肾气，退劳热，制肝健脾；以茯苓治劳伤渗湿，治痰之本；以麦门冬润燥清金，滋阴降火；以陈皮行参芪之滞以益脾；前胡清肺热，化痰热，推陈致新；甘草补五劳七伤，益精养气，养阴补胃，更治咽痛。是方之用九品，品品精专，犹孙之用兵，不过能将十万尔。原有细辛，予摘之。

黄芪鳖甲散　治虚劳客热，肌肉消瘦，四肢烦热，心悸盗汗，食少而渴，咳嗽有血。

黄芪_{蜜炒，一钱}　鳖甲_{醋炒，一钱}　天门冬_{去心、皮，一钱}　桑白皮_{蜜炒，八分}　人参_{五分}　生地黄_{淡酒蒸，一钱五分}　白芍药_{煨，一钱}　知母_{蜜炒，一钱}　桔梗_{一钱}　秦艽_{一钱}　白茯苓_{一钱}　紫菀_{取茸，一钱}　柴胡_{一钱}　地骨皮_{一钱}　甘草_{三分}

上十五味，姜三片，水煎服。

　　按： 上方十五味，亦皆精专之品。方意以黄芪治五劳羸瘦，寒热自汗，补气实表；以鳖甲治劳瘦，除骨节间劳热结实，补阴补气；以地骨皮治骨蒸烦热；以秦艽、桔梗、人参，并主传尸骨蒸，劳热自汗；桑白皮去肺中水气及火热嗽血；以天冬除肺气，清肺热，除痰咳；以紫菀止咳脓血，消痰益肺；以生地黄治咳嗽吐血；以知母泻肺火，滋肾水，除命门相火；以柴胡治劳热，消痰止咳；以甘草泻火养阴补脾；以茯苓补五劳七伤，肺痿痰壅等症；以白芍利肝益脾。是方也，备一十五味，药品固繁，而用之亦精。犹韩信将兵，多多益善，战有不胜者乎？原有半夏、肉桂，余摘之。

秦艽扶羸汤[①]　治肺痿骨蒸，已成劳咳，或寒或热，声不出，体虚自汗，四肢倦怠。

秦艽_{一钱}　鳖甲_{醋炒，一钱}　人参_{五分}　当归身_{一钱}　柴胡_{一钱}　紫菀_{茸，八分}　甘草_{炙，八分}　地骨皮_{一钱}

---

①　汤：原作"丸"，据白本、平本补。

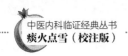

上八味作一剂，用生姜五片，梅、枣各一枚，水煎，食后服。

按：方意以秦艽治虚劳发热，传尸骨蒸，日晡潮热；以鳖甲治劳瘦骨蒸，补阴补气；以人参去心、肺、脾、胃间火邪，补五劳七伤，虚损痰弱；以当归治虚劳寒热，一切血虚；以紫菀疗咳血唾脓，尸疰虚劳，百邪鬼疰；以甘草泻火益脾；以地骨皮退骨蒸烦热；以柴胡治劳热，骨节烦痛羸瘦，补五劳七伤。观是方八味，括上症无遗矣。

劫劳散　治心肾俱虚劳嗽，时复三四声，潮热过即有盗汗，四肢倦怠，肌体羸瘦，恍惚异梦，喉中有血，名肺痿。

白芍煨，一钱　黄芪蜜炙，一钱　人参五分　当归身，一钱　白茯苓去皮，一钱　熟地黄一钱　五味子十五粒　半夏曲八分　阿胶炒成珠，一钱　甘草炙，八分

上十味作一剂，姜、枣引，水煎服。

按：方曰：劫劳者，以其药力专而效之捷也。方意以白芍补劳退热，除烦益气，制肝而益脾胃；以黄芪补虚劳自汗，益肺气而泻肺火；以人参泻心、肺、脾、胃中火邪，止咳唾吐衄诸血，所谓血脱而益其气也；以白茯苓利窍除湿，治痰之本也；以熟地黄填骨髓，长肌肉，补五劳七伤，虚羸不足也；以当归补一切血虚，一切血病，去旧生新也；以五味子治劳伤不足，暖水脏，壮筋骨，喘嗽燥咳，壮水以镇阳光也；以阿胶补虚损，止诸

血，补益肺脏；以甘草泻火补脾；以半夏曲燥湿，治痰
之标也。药固十味，皆精专之品，奚啻孙吴之十万耶？

黄芪益损汤　治男、妇、童子、室女诸虚百损，五劳七
伤，骨蒸潮热，腰腹俱急，百节酸痛，夜多盗汗，心常惊悸，
烦躁唇焦，嗜卧少力，肌肤瘦瘁，咳嗽多痰，咯唾血丝，往
来寒热，颊赤神昏，不思饮食。服药热者则燥，冲满上焦；
凉者则胸满而腹痛，及治火病营卫不调，妇人产后血气不复，
并宜。

黄芪蜜炒，一钱　当归身，一钱　人参五分　石斛去梗，一钱
白术土炒，八分　白茯苓一钱　白芍煨，一钱　山药一钱　甘草炙，
八分　牡丹皮八分　麦门冬去心，一钱　川芎五分①　五味子十五粒
上十三味作一剂，姜、枣引，水煎服。

　　按：方曰：益损者，以诸药益人之损多矣。方意以
黄芪补虚益损，养气生精，健脾而润肺也；以人参补劳
伤虚②损，益气而生阴也；以石斛治五脏虚痨羸瘦，长
肌肉，壮筋骨，消痰，涩丈夫元阳也；以白术生津止渴，
益胃而补肝也；以当归补血，去旧生新也；以茯苓利窍
除湿，益气和中，治湿之本也；以白芍散恶逐瘀，平肝
以助脾也；以川芎治吐衄诸血，为血分之气药也；以熟
地黄补血填精，益肾而补真阴也；以山药补肝而益肾也；
以牡丹皮为和血生血凉血之品也；以麦门冬止虚劳客热，

---

①　川芎五分：原脱，据白本、平本补。
②　虚：原脱，据白本、平本、大成本补。

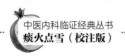

心烦燥渴，滋化源之要药也；以五味子滋水清金而治诸血也；以甘草泻火热而补脾气也。是方治症固多，而其药品亦多且锐，是亦攻守并备者也。原有肉桂、半夏，余亦去之。

柴前梅连散　治骨蒸痨瘵不痊，三服除根，其效神。又治五劳七伤，虚弱羸瘦发热者，宜服之。

柴胡去芦，二钱　前胡去芦，二钱　乌梅去核，五枚　胡黄连二钱

上作一剂，用猪胆一个，脊髓一条，韭白一钱，童便二盏，煎服。

按：本草云：柴胡治痨乏羸瘦，补五劳七伤，益气力，消痰止嗽，润心肺，大都退潮热肌热之捷品也。前胡清肺热，化痰热，推陈致新之药也；乌梅止虚劳骨蒸也；胡黄连治传尸骨蒸，劳热自汗也。劫劳退热，宁过此乎？

蛤蚧散　治虚劳咳嗽咯血，潮热盗汗，不思饮食。

蛤蚧一对，洗净，酥炙　人参五钱　百部去苗，五钱　紫菀取苣，五钱　贝母五钱　款冬花三钱　阿胶蛤粉炒，五钱　鳖甲醋炙，五钱　柴胡五钱　甘草炙，一钱　杏仁去皮、尖，三钱　黄芪蜜炒，五钱

上十二味，为粗末，每五钱，水煎服。

按：方意以蛤蚧治虚劳传尸，咳嗽咯血；以黄芪泻阴火而退潮热，治虚劳自汗，补肺虚而泻肺火也；以人

参治虚劳痰弱，吐衄咯唾诸血，益阳而生阴也；以冬花为温肺治嗽之要也；以紫菀治上气咳嗽脓血，消痰而益肺也；以贝母治喘嗽上逆，烦热哼肖渴，止汗而安五脏也。

和肺引子 治诸血后咳嗽多痰。

阿胶炒珠，一钱　人参五分　麦门冬去心，一钱　山药一钱　贝母八分　白茯苓一钱　百合一钱　杏仁去皮、尖，八分　甘草炙，八分

上九味作一剂，入黄蜡一块，水煎，食后服。

按：方意谓咯血后肺气已伤，用阿胶敛窍以益肺；去血过多，用人参补阳以生阴；脾不统血，故用山药益脾以补肾；嗽而多痰，故用贝母清肺以消痰。茯苓者，所以渗湿，治痰之本。杏仁者，所以润燥，散肺之邪。而甘草者，所以泻火益脾以和中也。

保和汤 治虚劳久嗽，肺燥成痿。

知母去毛，蜜炒，一钱　贝母八分　天门冬去心、皮，一钱　甘草炙，五分　麦门冬去心，一钱款冬花八分　薏苡仁一钱　百合一钱　阿胶珠一钱　当归身一钱　紫苏叶八分　薄荷叶一钱　紫菀茸一钱桔梗一钱　五味子十五粒　生地黄姜汁炒，一钱

上十六味作一剂，姜引，水煎服。原有兜铃，今摘之。

保真汤 治诸虚百损，五劳七伤，骨蒸潮热，咳嗽，诸汗诸血等症。

当归身一钱　人参五分　生地黄一钱　熟地黄一钱　黄芪蜜

炒，一钱　白术土炒，八分　白茯苓一钱　甘草炙，八分　陈皮去白，五分　白芍药一钱　天门冬一钱　麦门冬去心，一钱　黄柏蜜炒一钱　五味子十五粒　柴胡去芦，一钱　地骨皮一钱　知母去毛，蜜炒，一钱

上十七味作一剂，姜五片，枣一枚，水煎，食后服。

太平丸　治虚火嗽，肺痿肺痈，并宜服之。

天门冬去心、皮，一两　麦门冬去心，一两　知母去毛，蜜炒，一两　贝母一两　款冬花五钱　杏仁去皮、尖，五钱　京墨五钱　桔梗一两　薄荷一两

上九味，俱为细末，炼蜜为丸如弹子大。每一丸细嚼，薄荷汤下。

人参黄芪散　治虚客热，肌肉消瘦，四肢倦怠，五心烦热，口燥咽干，颊赤心惊，日晡潮热，夜多盗汗，胸胁不利，咳嗽脓血稠粘。

人参五分　秦艽一钱　白芍一钱　白茯苓一钱　黄芪蜜炒，一钱　知母去毛，蜜炒，一钱　桔梗一钱　桑白皮蜜炒，八分　紫菀取茸，一钱　柴胡一钱　鳖甲醋炙，一钱　生地黄姜汁蒸，一钱　天门冬去心、皮，一钱

上十三①味，姜引，水煎服。

天门冬丸　治虚劳吐血咯血，咳嗽喘急，大宁肺气。

天门冬去心、皮，一两　杏仁去皮、尖，五钱　贝母一两　茯苓一两　阿胶珠一两

上五味，俱为细末，炼蜜为丸弹子大，日三丸，噙化。

润华膏　治一切劳嗽，肺痿喘急，并皆治之。

---

① 三：原作"二"，据白本、平本改。

人参五钱　麦门冬去心，一两　阿胶珠一两　款冬花五钱　紫苏五钱　五味子一两　杏仁去皮、尖，五钱　百药煎五钱　贝母一两　粟壳去筋膜，五钱　乌梅肉一两　桔梗一两

上十二味，为细末，蜜丸弹大，临卧噙化。

青蒿煎① 治骨蒸烦热，鬼气。

用青蒿一握，猪胆一枚，杏仁十四个，去皮、尖炒，以童便一大盏，煎五分，空心温服。

青蒿丸② 治虚劳盗汗，烦躁口干。

用青蒿取汁熬膏，入人参末、麦冬末各一两，熬至可丸，如梧子大，每食后米饮下二十九。

又方 治骨蒸烦热鬼疰。

用青蒿五斗，八九月带子者最好，细剉相和，纳大釜中。以猛火煎三大斗，去渣，溉釜令净，再以微火煎至二大斗，入猪胆一枚，同煎一大斗，去火待冷，以瓷器盛之。每欲服时，取甘草二三两，炙熟为末，以煎和捣，干杵为丸。空腹粥饮下二十丸，渐增三十九止。

又方 治虚劳寒热，肢体倦痛，不拘男妇。

八九月青蒿成实时，采数枝，童便浸三日，晒干为末。每二钱，乌梅一个，煎汤服。

又方 治男妇劳瘦。青蒿细剉三升，童便五升，同煎一升半，去渣，入瓷器中煎成膏，丸如梧子大。每空心及时，温酒下二十丸。

又方 治妇人骨蒸烦热，寝汗口干，引饮气喘。天门冬

---

① 青蒿煎：原作"青蒿丸"，据白本、平本改。
② 青蒿丸：原作"青蒿煎"，据白本、平本改。

十两，麦门冬八两，并去心，为末；以生地黄三斤，取汁熬膏，和丸梧子大。每五十九，以逍遥散汤煎下。

又方　治传尸劳瘵。

王瓜焙为末，每滚白汤服一钱。

一方　治虚劳内热，下焦虚热，骨节烦疼，肌肉急，小便不利，大便数，少气吸吸，口燥热淋。

用大麻子五合，研水二升，分服四五剂瘥。

一方　治虚劳不足。糯米入猪肚内蒸熟，捣做丸子，日日服。

河车丸　治妇人痨瘵，劳嗽，虚损骨蒸等症。

用紫河车，初生男子者一具，以长流水洗净，熟煮，擘细焙干，研。山药二两，人参一两，白茯苓半两，为末，酒糊丸梧子大，麝香养七日。每服三十五丸，温服，盐汤下。

集验方　治五痨七伤，吐血虚瘦。

用初生胞衣，长流水洗去恶血，待汁出乃止，以酒煮，捣如泥，入白茯神末和丸梧子大。每米汤下百丸，忌铁器。

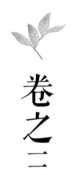

卷之三

～ 六味丸方论 ～

六味丸，古人制以统治痰火诸证，又谓已病未病并益服之，此盖深得病之奥者也。何则？痰火之作，始于水亏，火炽金伤，绝其生化之源乃尔。观方中君地黄，佐山药、山茱，使以茯苓、牡丹皮、泽泻者，则主益水清金敦土之意可知矣。盖地黄一味，为补肾之专品，益水之主味，孰胜此乎？夫所谓益水者，即所以清金也。惟水足则火自平而金自清，有子令母实之义也。所谓清金者，即所以敦土也。惟金气清肃，则木有所畏，而土自实，有子受母荫之义也。而山药者，则补脾之要品，以脾气实则能运化水谷之精微，输转肾脏而充精气，故有补土益水之功也。而其山茱、茯苓、丹皮，皆肾经之药，力助地黄之能。其泽泻一味，虽曰接引诸品归肾，然方意实非此也。盖茯苓、泽泻，皆取其泻膀胱之邪。古人补药，则必兼泻邪，邪去则补药得力，一辟一阖，此乃玄妙。后世不知此理，专一于补，所以久服必致偏胜之害。六味之设，何其神哉？经曰：亢则害，承乃制之论，正此谓也。谨按诸品性能，赘之分两之下，以备学者之参考焉。

六味丸 治男子五劳七伤，精血亏损，梦遗盗汗，咳嗽失血，骨蒸潮热，虚羸瘦悸等证。又治女人伤中，胞漏，下血，瘀血诸候，一切痰火，已病未病，并皆治之。

怀干地黄制八两即生地黄之干者。其法：取怀庆者一斤，择肥者半斤，洗净，晒令微皱，以采下者，洗净，木臼中捣绞，汁尽更捣，取汁拌前地黄，日中晒，或火烘干，恶铜铁器，为末，听用。其性气味甘，寒，无毒。主治男子五劳七伤，补五脏内伤不足，通血脉，利耳目，益气力，助心脾气，强筋骨长志，安魄定魄。治心肺损，吐血衄血，凉血生血，补肾水真阴，填骨髓，长肌肉，生精。元素曰：生则大寒而凉血，血热者须用之；熟则微温而补肾，血衰者须用之。又脐下痛属肾，非熟地黄不能除，乃通肾经之药也。又曰：益肾水，凉心血，其脉洪实者宜之。里脉虚者，则宜熟地黄，假火力蒸九数，故能补肾元气。仲景六味丸用之为诸药之首，天一生水之源也。《汤液》四物汤治藏血之脏，以之为君者，癸乙同归一治也。又曰：男子多阴虚，宜用熟地黄；女子多血热，宜用生地黄。又云：生地黄能生精血，天门冬引入所生之处；熟地黄能补精血，用麦门冬引入所补之处。虞氏云：生地黄生血，而胃气弱者服之恐妨食；熟地黄补血，而痰火多，服之多者恐泥膈也。或云：生地黄酒炒则不妨胃，熟地黄姜汁炒则不泥膈，此皆善用地黄之精微者也。

山茱萸肉酒润，去核，只取肉四两气味酸平，无毒。补肾气，壮元气，秘精气，助水脏，暖腰膝，兴阳道，坚阴茎，添精髓。止老人尿多不节，益精，安五脏，通九窍，久服明目强力，轻身延年。王氏曰：滑则气脱，涩则所以收之。山茱萸止小便利，秘精气，取其味酸涩以收滑也。仲景八味丸用之为君，其性可知矣　怀干山药四两另末。气味甘，温平，无毒。主治伤中，补虚羸，去寒热邪气，补中益气力，长肌肉，强阴。久服耳目聪明，轻身不饥延年。下气，止腰痛。治虚劳羸瘦，充五脏，除烦热，补五劳七伤，除冷风，镇心神，安魂魄，补心气不足，开达心孔，多记事。强筋骨，主泄精健忘，益肾气，健脾胃，止泄痢，化痰涎，润皮毛。凡人体虚而羸者，加而用之。又曰：利丈夫，助阴力，熟煮和蜜，或为汤煎，或为粉，并佳。干之入药更妙，惟不宜同面食。东垣曰：山药入手太阴，仲景八味丸用于山药，以其凉而能补也。亦治皮肤干燥，以此润之。吴氏曰：山药入手、足①大阳二经，补其不足，清其虚热。然肺为肾之上源，源既有滋，流岂无益，此八味丸所以用其强阴也。又云：食之可以避雾露。

香牡丹皮用真者，去骨令净三两微焙，忌铁，或晒干以钢刀切，加火酒拌蒸，从巳至未，日干，听用。气味辛寒，无毒，忌蒜、椒、姜。治五劳、

---

① 足：原脱，据白本、平本补。

劳气，神志不足，无汗之骨蒸，衄血吐血，和血生血凉血，治血中伏火，除烦热，女子经脉不通，血沥腰痛，通关腠血脉。元素曰：牡丹乃天地之精，为群花之首。叶为阳，发生也；花为阴，成实也。丹者，赤也，火也，故能泻阴胞中之火。四物汤加之，治妇人骨蒸。又曰：牡丹皮入手厥阴、足少阴，治无汗骨蒸。神不足者手少阴，志不足者足少阴，故八味丸中用之，治神志不足也。又能治肠胃积血，吐血衄血必用之药，故犀角地黄汤用之。李氏曰：牡丹皮治手、足少阴厥阴四经血分伏火。盖伏火即阴火也，阴火即相火也。古方惟以治相火，故肾气丸用之。后人乃专以黄柏治相火，不知牡丹皮之功更胜也。此乃千载秘奥，人所不知，今为拈出。赤花者利，白花者补，人亦罕悟，宜分别之。

云白茯苓去皮三两气味甘，平，无毒。调脏气，伐肾邪，长阴力，保神气，开胃止呕逆，安心神。主肺痿痰壅，心腹胀满。补五劳七伤，开心志，止健忘。止渴，利小便，除湿益燥，和中益气，泻膀胱，益脾胃，治肾积奔豚。丹溪曰：阴虚者不宜用。

新泽泻去根一两五钱原三两，今减之。气味甘，寒，无毒。主肾虚精自泻，治五淋，宣通水道。入肾经，去旧水，养新水，利小便，渗湿热，行痰饮。养五脏，益气力，肥健，消水。久服，耳目聪明，不饥延年，轻身面生光，能行水上。补虚损，除五脏痞满，起阴气，止泄精消渴淋涩，逐膀胱三焦停水。元素曰：泽泻乃除湿之圣品①，入肾经，治小便淋涩，去阴间汗。无此疾服之，令人目盲。宗氏曰：泽泻功长于利水。扁鹊曰：多服病人眼，诚为行去水也。久服泽泻，教人未有不小便多者，小便既多，肾气安得复实？今人止泄精，多不敢用之。八味丸用之，不过接引桂、附等，归就肾经，别无他意。《本经》曰：久服明目。扁鹊曰：久服昏目。何也？易老曰：去脬中留垢，以其味咸能泻伏水故也。泻伏水，去留垢，故明目；小便利，肾经虚，故昏目。王履曰：宗氏之说，王氏駁之。窃谓八味丸以地黄为君，余药佐之，非止补血，兼补气也。所以阳旺则能生阴血也。又按《本草正误》谓弘氏曰：《仙经》服食断谷皆用之，亦云轻身能步行水上。颂曰：仙方有单服泽泻一味，捣烂筛末，水调，日服六两，百日体坚而健行。李氏曰：神农书列泽泻于上品，复云久服

_____

① 品：原脱，据白本、平本补。

轻身，面生光，能行水上。典术云：泽泻久服，能令人轻身，日行五百里，走水上。一名泽芝。陶、苏皆以为从，然愚窃疑之。泽泻行水泻肾，久服且不可，又安有此神功耶？其谬可知。孟子曰：尽信书，不如无书。大抵六味九用之无乃伐肾邪而已。若以之配茯苓、丹皮各三两，恐走泻大甚，余故减半，俟后之明哲以为何如。

上六味，各为法制，另末，用白蜜四两，炼熟，以前山药末搅成干糊，为丸如梧子大。每百丸，清晨滚白汤或淡盐汤下，日二服。若既病痰火，诸证悉具者，余加麦门冬二两，五味子一两。若相火炽盛，咽干口燥，予加黄柏、知母各蜜炒二两。

大造丸方论

吴球云：紫河车即胞衣也。儿孕胎中，脐系于胞，胞系母命门，受母之荫，父精母血，相应生成，真元所钟，故曰河车。虽寓后天之形，实得先天之气，超然非他金石草木类之可比，每每用此得效，用之女人尤妙。盖本其自出，各从其类也。若无子及多生女，并月水不调，小产难产人服之，必主多子。危疾将绝者，一二服可更活一二日。其补阴之功极重，百发百中，久服耳聪目明，须发乌黑，延年益寿，有夺造化之功，故名，大造丸。

用紫河车一具，男用女胎，女用男胎。初生者，米泔洗净，新瓦焙干，研末，或以淡酒蒸熟，捣晒，研末，气力尤全，且无火毒；败龟板年久者，童便浸三日，酥炙黄二两，或以童便浸过，石上磨净，蒸熟，晒研尤妙；黄柏去皮，盐酒浸炒，一两半；杜仲去皮，酥炙，一两半；牛膝去苗，酒浸，晒，一两二钱；肥生地黄二两半，入砂仁六钱，白茯苓二两，绢袋盛，入瓦罐，酒煮七次，去茯苓、砂仁不用，杵地黄为膏，听用；天门冬去心，麦门冬去心，人参去芦，各一两二钱。夏月加五味子七钱，各不犯铁器，为末，同地黄膏入酒，米糊丸如小豆大。每服八九十丸，空心盐汤下，冬月酒下。女人去龟板，加当归二两，以乳煮糊为丸。男子遗精，女子带下，并加牡蛎粉一两。

世医用阳药滋补，非徒无益，为害非小。盖邪火只能动欲，不能生物。龟板、黄柏补阳补阴，为河车之佐，加以杜仲补肾强腰，牛膝益精壮骨，四味通为足少阴经药，名补肾丸也。生地黄凉血滋阴，得茯苓、砂仁同黄柏则入①少阴，白飞霞以此四味为天一生水丸也。天、麦门冬能保肺气，不令火炎，使肺气下行生水。然其性有降无升，得人参则鼓动元气，有升有降，故同地黄为固本丸也。又麦门冬、人参、五味子三味，名生脉散，皆为肺经药。此方配合之意，大抵以金、水二脏为生化之源，加河车以成大造之功故也。一人病弱，阳事败痿，服此二料，身体顿异，连生四子。一妇年六十，已衰惫，服此寿至九十，尤强健。一人病后不能作声，服此气壮声出。一人病痿，足不任地②者半年，服此后能远行。

---

① 入：原脱，据白本、平本、大成本补。
② 地：原脱，据白本、平本补。

痰火杂症补遗

头痛眩晕

夫头为诸阳之首，左脑痛属风与血虚。风，薄荷、荆芥；血虚，川芎、当归。右脑痛，属痰，苍术、半夏；属热，酒芩为主；痛甚者属火，黄芩、玄参。头痛须用川芎，如不愈，各加引经药。太阳川芎[①]，阳明白芷，少阳柴胡，太阴苍术，少阴细辛，厥阴吴茱萸。如苦头痛，必加细辛。顶颠痛，须用藁本，减川芎。如血气两虚头痛，调中益气汤内加川芎三分、蔓荆子三分、细辛三分，其效如神。大抵痰火，头痛眩晕，因火与痰者，多宜加玄参、酒芩以清热，勿轻用川芎、蔓荆子。陈茶为引，更稳。

肩背及腰节痛

肩背痛不可回顾者，此太阳气郁而不行也，以风药散之。脊痛项强，腰似折，项似拔者，此是太阳经不通也。肢节痛，须用羌活。如瘦人肢节痛，是血虚，宜四物汤内加羌活、防风、酒炒黄芩、黄柏；如倦怠无力，肢节痛，加黄芪、人参。

---

① 川芎：大成本同，白本、平本作"羌活"。

耳鸣及耳聋

耳聋，皆属于热，须用四物汤降火；耳鸣必用龙荟丸，食后服。大抵此症，因平昔饮酒厚味，上焦素有痰火，只作清痰降火，治之为当。余治耳鸣耳聋，每服还少丹一料，最效。方见虚损。

方古庵曰：左耳聋，妇人多有之，以其多忿怒故也；右耳聋者，男人多有之，以其多色欲故也；左右俱聋者，膏粱之家多有之，以其多肥甘故也。

腰痛

经曰：腰以下皆属肾。主湿热肾虚、瘀血、积痰、挫闪。脉大者肾虚，杜仲、龟板酥炙、黄柏、知母、枸杞、北五味之类为末，猪脊髓和丸服。脉涩者瘀血，用补阴丸加桃仁、红花。脉缓者湿热，苍术、杜仲、黄柏、川芎之类。痰积者，二陈加南星、半夏。凡诸症属火，不可峻用寒凉药。腰痛必用鹿角胶。

痞胀

如禀受素弱，转运不调，饮食不化，而心下痞者，宜用白术、山楂、神曲、陈皮；心下痞，须用枳实、黄连；如肥人心下痞，乃是湿痰，宜苍术、半夏、砂仁、茯苓、滑石；如瘦人心下痞，乃是湿热，宜枳实、黄连、葛根、升麻；挟血成窠囊而痞者，用桃仁、红花、香附、山栀子、大黄之类。

吞酸

乃湿热积于脾，而出伏于肺胃之间，必以吴茱萸炒黄连为君，用二陈加此二味。

冬月倍吴茱萸，夏月倍黄连，为丸，姜汤下。

嘈杂、恶心、呕吐

嘈杂者，火动其痰也，宜二陈加黄芩、青黛。恶心者，无物无声，心中欲吐不吐者是，实非心经之病，皆在胃口上，宜用生姜佐诸药，能开豁胃痰也。呕吐者，胃中有热，膈上有痰，二陈汤加炒山栀、黄连、生姜。

喘及短气

气虚短气而喘者，甚不可用苦寒药，火气盛故也，宜导痰汤、千缗汤见《局方》。阴虚自下小腹火起冲于上喘者，宜降心火，补阴。有火痰者，宜降心火，清肺金。诸喘不止者，用椒目研末，生姜汤调下一二钱，劫止之，后因痰治痰，因火治火。又法：以萝白子蒸熟为君，皂角烧灰等分，共为末，生姜汁炼蜜丸，每五七丸，嚼化止之。气虚气短者，用人参蜜炙、黄柏、麦冬、地骨皮之类，治喘症必用阿胶。

戴云：痰喘者，喘便有痰声。气急喘者，呼吸急促，而无痰声。有胃气虚喘者，抬肩撷项，喘而不休。火炎上喘者，乍进乍退，得食则减，食已则喘，大抵有实火，膈上有稠痰。

凡喘症，上喘下必胀，要识标本。先喘而后胀者，主于肺，则喘为本而肿为标，治当清肺降气为主，而行水次之。先胀而后喘者，主于脾。盖脾土既伤，不能制水，则邪反侵肺，气不得降而生喘，此则肿为本，而喘为标，治当实脾行水为主，而清肺次之。

烦躁

起卧不安，睡不稳，谓之烦。法宜清肺去痰，宜栀豉汤、竹叶石膏汤二方见伤寒门。躁者，颠狂恍惚之状，宜朱砂安神丸见《局方》。

诸虚百损

头目昏花，四肢疲软无力，赢瘦，不长肌肉。少年气血两虚，色欲过度，耳鸣者，宜服补阴丸；甚者，大补阴丸，六味地黄丸更稳，或琼玉膏。中年气血两虚者，宜十全大补汤、天王补心丹。老年血气虚损者，宜古庵心肾丹、还少丹。上诸方，俱见古方括内。

诸症补遗，大都痰火症中所必有者，采择数款，亦须以主治方中，随所见证，依经络量加一二味，以治其标可也。其间有阙略者，以俟后之君子参补焉。

～ 痰火死症 ～

——痰火呕血成盆而过多者，不思饮食，肌肉渐消者，此心气已绝，死不治。

——痰火左胁痛，不能转身者，此乃肝叶已干，名为干血痛，肝经已绝，死不治。右胁痛，服清肺化痰药不止，夜不能卧者，此肺绝之候，不治。

——痰火喉痛，此胆火上炎，用治喉药不效，至生疮破皮，乃虫攻咽，此瘵疾之不可救者，死不治。

——痰火声哑，乃肺经已绝，死不治。

——痰火臀尖无肉，此脾经已绝，死不治。

——痰火咳逆吐食者，此胃火炽甚，脾气受伤，多致不救。

——痰火泄泻，饮食不化，此胃气已绝，死不治。

～ 痰火脉 ～

按：痰火之脉，以浮而芤濡虚缓，迟大无力，沉而迟涩，结代无力，皆虚而不足。外证自汗短气喘促，或肢厥者，皆属脾、肺、肾三脏俱虚，脉合其证，此受补者也。若脉来弦长紧实，外证痰实气壅喘咳，或烦或热，或咽痛，或复见诸血，此为阴虚火动，脉不合证，此不受补者也。又按《脉经》曰：骨蒸发热，脉数而虚，热而涩小，必殒其躯。又曰：劳极诸虚，浮濡微弱，土败双弦，火炎急数。又曰：诸病失血，脉必见芤，缓小可喜，数大可忧。又曰：病热有火，洪数可医；沉微无火，无根难医，此皆言脉证之宜忌也。凡有干于痰火痨瘵之脉，悉详附之于后，惟不切于此证者，乃摘之。

浮

浮脉法天，有轻清在上之象，在卦为乾，在时为秋，在人为肺。又曰毛，太过则中坚旁虚，如循鸡羽，病在外也；不及则气来毛微，病在中也。《脉诀》言寻之如太过，乃浮兼洪紧之象，非浮脉也。

主病：浮脉为阳，主表，有力表实，无力表虚。浮迟中风，浮数风热；浮紧风寒，浮缓风湿，浮虚伤暑，浮芤失血，浮洪虚热，浮散劳极。寸浮主头痛眩晕，或风痰在胸；关主土衰木旺；尺主后便不通。

沉

沉脉法地，有渊泉在下之象。在卦为坎，在时为冬，在人为肾，又为石，亦曰营。太过则为弹石，按之益坚，病在外也；不及则气来虚微，去如数者，病在中也。《脉诀》言缓度三关，状如烂绵者非也。沉骨缓数各部之沉，烂绵乃弱脉，非沉也。

主病：沉脉主里，有力里实，无力里虚。沉则为气，沉涩气郁，沉弱寒热，沉缓寒温，沉紧冷痛，沉牢冷积。寸沉，痰郁，水停胸膈；关沉，主中寒腹痛；尺沉，主遗精、白浊、泄痢、肾虚腰痛。

迟

迟为阳不胜阴，故脉至不及。《脉诀》言重手乃得，是有沉无浮，一息三至，甚为易见。而曰隐隐状且难，是涩脉矣。其谬可知。然二至为迟，有力为缓，无力为涩，有止为结，迟甚为败，浮而软为虚。梨氏曰：迟小而实，缓大而慢，迟为阴盛阳虚，缓为卫盛营弱，宜别之。

主病：迟脉主脏，有力冷痛，无力虚寒。浮迟表寒，沉迟里寒，且主多痰，沉痼癥瘕。寸迟则上焦有寒；关迟则中寒腹痛；尺迟则后便不禁，肾虚腰痛重者。

数

数为阴不胜阳，故脉太过，一息六至是也。浮沉迟数，脉之纲领也。数而弦为紧，流利为滑，数而有止为促，数甚为极，数见关中为动脉。

主病：数脉主腑，有力为实，为热，宜泻；无力为虚火，为相火，宜补。浮数表热，沉数里热。气口数实，病肺痈；数虚，为肺痿。寸数咽肿，口舌生疮，吐血咳嗽，或肺生痈；关数胃火肝火；尺数则肾虚，宜滋阴降火。

滑

滑为阴气有余，故脉来流利如水。脉者，血之府也。血盛则脉滑，故肾脉宜之；气盛则涩脉，故肺脉宜之。《脉诀》云：按之即伏，三关如珠，不进不退，是不分浮滑、沉滑、尺寸之滑也，今正之。

主病：滑脉为阳，主元气虚衰，痰饮宿食，吐逆蓄血，女子经调有孕。寸滑主膈痰、呕吐吞酸舌强，或咳嗽；关滑主宿食，肝脾积热；尺滑则渴痢癫淋。又曰：滑主痰饮。浮滑风痰，沉滑食痰。滑数痰火，滑短宿食。《脉诀》言：关滑胃寒，尺滑脐冷。与《脉经》言关滑胃热，尺滑血蓄，妇人经病之旨相反，其谬如此。

涩

涩为阳气有余，气盛则血少，故脉寒滞，而肺脉宜之。《脉诀》言指下寻之似有，举之全无，与《脉经》所云绝不相干。又曰：细而迟短往来难，短且散，一止复来，参伍①不调。如轻刀刮竹，如雨沾沙，如病蚕食叶。又曰：细迟短散，时一止曰涩；极细而软，重按若绝曰微。浮而柔细曰濡，沉而柔细曰弱。

主病：涩主血少伤精，反胃亡阳多汗，营中寒湿。入营血痹，妇人非孕无经。寸涩主心伤胸痛；关则胃虚胁胀；尺

---

① 参伍：原作"差午"，大成本作"参互"，据白本、平本改。

为精血俱伤，肠结溲淋，或为下血。又曰：涩主血少伤精之病，女人有孕为胎病，无孕为败血。杜氏曰：涩脉独见尺中，形同代，为死脉。

大

脉形宽大有力为洪大，而无力为虚。

主病：大则病进，为元气之贼。浮大表病，沉大里病，惟缓而大，则为正脉也。

缓

缓脉小≈于迟，一息四至。如丝在经，不卷其轴，应指和缓，往来甚匀。如初春杨柳舞风之象。如风轻沾柳梢。缓脉在卦为坤①，在时为四季，在人为脾，阳寸阴尺，上下同等。浮大而软，无有偏胜者，平脉也。若非其时，则为有病，缓而和平，不浮不沉，不徐不疾者，即有胃气。故杜氏云：欲知死期何以取，先取推定五般土。阳土须知不过阴，阴土过阴当细数。

主病：缓脉主营气衰、卫气有余，或风或湿，或脾虚，上主项强，下主痿痹。寸缓主项背拘挛；关主风晕，胃家虚弱；尺主濡泄，或风秘，脚弱无力。又曰：浮缓为风，沉缓为湿，缓大风虚，缓细痹湿，缓涩脾虚，缓弱风气。《脉诀》言，缓主脾热口臭，反胃齿痛。梦鬼之病，出自杜撰，与缓无关。

---

① 坤：原作"春"，据白本、平本改。

芤

浮大而软，按之中空两边实。又曰：中空外实，状若慈葱。刘氏云①：芤脉何似，绝类慈葱，指下成窟，有边无中。戴氏云：营行脉中，脉以血为形，芤脉中空，脱血之象也；又曰：芤形浮大软如葱，按之旁有中央空。火犯阳经血上溢，热侵阴络下流红。《脉经》云：三部芤脉，长病得之生，卒病得之死。《脉诀》云：两头有，中间无，是脉断绝矣。又言：主淋涩，气入小肠，与失血之候相反，误世不小。

主病：寸主胸中积热，关主肠内生痈，尺主下血赤淋、红痢崩中。

濡

濡脉极软而浮细，如帛在水中，轻手相得，按之无力。如水上浮沤，谓如帛浮水中，重手按之，随手没之象。《脉诀》按之似有，举之还无，是微脉非濡也。又曰：濡形浮细按须轻，水面浮绵力不禁。病后产中犹有药，平人若见是无根。浮细而如绵曰濡，沉细如绵曰弱，浮而极细曰微，沉而极细不断曰细。

主病：濡主亡血阴虚，丹田髓已亏，盗汗血崩，湿气侵脾。寸濡主阳微自汗，关主气虚，尺主伤精脱血寒甚，法宜温补。大都濡主血虚之病，又为伤湿。

---

① 云：原无，据白本、平本补。

弱

极软而沉，按之乃得，举手全无。又曰：弱乃濡之沉者。《脉诀》言黎氏譬如浮沤，皆是濡，非弱也。《素问》曰：脉弱以滑，是有胃气；脉弱以涩，是为久病。病后弱见之顺，平人少年见之逆。又曰：弱来无①力按之柔，柔细而沉不见浮。阳陷入阴精血弱，白头犹可少年愁。

主病：弱咏主阴气虚，阳气衰，恶寒发热，筋骨痿软，多惊多汗，精神减少，法当益气调营。寸主阳虚，关主胃弱脾衰，尺主阳陷阴虚。又曰：弱主气虚之病。仲景曰：阳陷入阴，故恶寒发热。又曰：弱主筋，沉主骨。阳浮阴弱，血虚筋急。柳氏曰：气虚则脉弱，寸弱阳虚，尺弱阴虚、关弱胃气虚。

虚

迟大而软，按之无力，隐指豁豁然空。崔氏曰：形大力薄，其虚可知。《脉诀》言：寻之不足，举之有余，止言浮脉，不见虚状。杨氏曰：状似柳絮，散漫而迟。滑氏言：散大而濡皆散脉，非虚也。又曰：举之迟大按之松，脉状无涯类谷空。莫把芤虚为一例，芤迟浮大似慈葱。又曰：虚脉浮大而迟，按之无力，芤脉浮大，按之中空。芤主脱血，虚主血虚。

---

① 无：原作"血"，据白本、平本补。

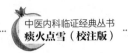

主病：脉虚身热，主伤暑自汗，怔忡惊悸，阴虚发热，法当养营益卫。寸主血不营心；关主腹胀少食，尺主骨蒸痹痿，伤精脱血。经曰：血虚脉虚。曰气来虚微为不及，病在内；曰久病脉虚者，死。

细

细脉小于微而常有，细直而软，若丝线之应指，《素问》谓之小。王氏言如莠蓬，状其柔也。《脉诀》言往来极微，是微反大于细矣，与经相背。又曰：细来累累细如丝，应指沉沉无绝期。春夏少年俱不利，秋冬老弱却相宜。

主病：细主血弱气衰，诸虚百损，七情六极。非湿侵腰肾，则伤精汗泻。寸主呕吐；关主膨胀胃虚；尺主丹田冷，泄痢遗精，阴血耗夺。《脉经》言：细为血少气衰，有吐证则顺，否则逆，故吐衄脉得沉细者生。忧劳过度者，脉亦细。

结

结脉往来缓，时一止复来。《脉诀》言或来或去，聚而却还，与结无关。仲景有累累如循长竿，曰阴结；蔼蔼如车盖，曰阳结。《脉经》又有如麻子动摇，旋引旋收，聚散不常者曰结，主死。此三脉名同实异也。又曰：结脉缓而时一止，独阴偏胜欲亡阳，浮为气滞沉为积，汗下分明在主张。

主病：结脉主血凝气滞，老痰结滞内积，外痈肿疝。又曰：结主阴盛之病。越人曰：结甚则积甚，结微则积微；浮结外有痛积，伏结内有积聚。

代

代脉动而中止，不能自还，困而复动，脉至还入尺，良久方来。脉一息五至，肺心脾肝肾五脏之气皆是五十动而一息，合大衍之数，谓之平脉。反此则止，代①乃见焉。肾气不能至，则四十动一止。肝气不能至②，则三十动一止。盖一脏之气衰，而他脏之气代至也。经曰：代则气衰。滑氏曰：若无他病，羸瘦脉代者，危脉也。有病而气血乍损，气不能续者，只为病脉。伤寒心悸脉代者，复脉汤主之。妊娠脉代者，其胎百日，代之生死不可辨。李氏括曰：数时一止名为促，缓止须将结脉看；止不能回方是代，结生代死自殊途③。又曰：促结之止无常数，或二动三动，一止即来。代脉之止有常数，必依④数而止，还入尺中，良久方来也。

主病：代脉先因脏气衰，腹痛泄痢，下元亏，或为吐泻中焦病，女子怀胎三月分。《脉经》曰：代散者死，主泄及脓血。

促

促脉定息，数时一止，复来如蹶之趋，徐疾不常。《脉经》但言数而止为促，《脉诀》乃云并居寸口，不言时止者，

---

① 代：原脱，据大成本补。
② 至：原作"止"，据白本、平本改。
③ 途：原作"涂"，据文义改。
④ 依：原作"急"，据白本、平本、大成本改。

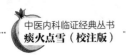
谬矣。数止为促，缓止为结，何独寸口哉！李氏曰：促脉数时来一止，此为阳极欲亡阴。三焦郁火炎炎盛，进①必无生退可生。

主病：促脉惟将火病医，其因有五细推之，时时喘咳皆痰积，或发狂斑与毒疽。又曰：促主阳盛之病，促结之因，皆有气血痰食饮五者之别，一有留滞，则脉见止也。

弦

弦脉端直以长，如张弓弦。按之不移，绰绰如按琴瑟弦，状若筝弦，从中直过，挺然指下。弦脉在卦为震，在时为春，在人为肝。轻虚以滑者平，实滑如寻长竿者病，劲急如新张弓弦者死。池氏曰：弦紧而数，劲为太过，弦紧而细为不及。戴氏曰：弦而软，其病轻；弦而硬，其病重。《脉诀》言：时时带数。又曰：脉紧状绳牵，皆非弦象，今削之。又曰：土衰木旺，多怒欲叫，睛②翳泪出。李氏曰；弦来端直似丝弦，紧则如绳左右弹。紧言其力弦言象，牢紧弦长沉伏间。

主病：弦为肝胆之脉，主痰饮寒热疟疾。又主血弱劳伤，胃虚停饮，骨胁疼痛，肢体拘急，多惊。单弦病轻，双弦急痛。寸弦头痛多痰，左关弦主寒热癥瘕，右弦主胃寒心腹痛，尺主阴疝脚疾拘挛。又曰：弦为木盛之病，浮弦痰饮外溢，沉弦悬饮内痛，疟脉自弦。弦数多热，弦迟多寒；弦大主虚，弦细拘急；阳弦头痛，阴弦腹痛；单弦饮癖，双弦寒痼。若

---

① 进：原作"焦"，据白本、平本改。
② 睛：原作"精"，据白本、平本改。

不食者，木来克土，病必难治。

紧

紧脉来往有力，左右弹人指，如转索无常数，如切绳，如纫单线。又曰：紧乃热，如为寒束之脉，故急数如此，要有神气。《素问》谓之急，《脉诀》言寥寥入尺来，崔氏言如线，皆非紧状。或以浮紧为弦，沉紧为牢，亦近似耳。又曰：举如转索，如切绳，脉象因之得紧名。总是寒邪来作寇，内为腹痛外身疼。

主病：紧主诸痛为寒，喘咳风痫冷痰。浮紧表寒，沉紧里寒；人迎紧盛伤寒，气口紧盛伤食。关主心腹疼痛，尺主阴冷奔豚疝病。又曰：浮紧中恶，沉紧咳嗽。

实

实脉浮沉皆得，脉大而长，微弦，应指幅幅然。幅幅，紧实貌。《脉诀》言如绳应指来，乃紧脉，非实也。又曰：浮沉皆得大而长，应指无常幅幅强。热蕴三焦成壮火，通肠发汗始能康。又曰：实脉浮沉有力强；紧如弹索转无常，须知牢脉挈筋骨，实大微弦更带长。

主病：实脉为阳火郁成，发狂谵语吐频频。为阳毒，或伤食大便不通，或气痛。寸实主面赤生风，咽痛舌强，骨中气寒；关主脾热腹满；尺主腰腹肠间痛而不通。经曰：血实脉实。曰脉实者，水谷为病；曰气来实强，是为太过。《脉诀》言：尺实、小便不禁，与脉尺实小腹痛、小便难之证相

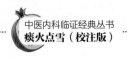

反。洁古不知其谬，以为虚寒用姜、附，愈误矣。

长

长脉不大不小，迢迢若如循长竿末梢为平。如引绳，如循长竿，曰病。又曰：长有三部之长。一部之长，在时为春，在人为肝。心肝长，神强壮；肾脉长，蒂固根深。经曰：长则气治，皆言平脉也。又曰：过于本位脉名长，弦则非然但满张。弦脉与长争较远，良工尺度自能量。实牢弦紧皆兼长脉。

主病：长脉迢迢大小匀，反常为病似牵绳。若非阳毒癫痫病，即是阳明热势深。大都长主有余之病。

洪

洪脉指下极大，来盛去衰。洪脉在卦为离，在时为夏，在人为心。《素问》谓之大，亦曰钩。滑氏曰：来盛去衰，如钩之曲，上而复下，应血脉来去之象，象万物敷布下垂之状。詹氏谓如环珠者非。《脉诀》云：季夏宜之，秋季冬季发汗通肠，俱非洪脉所宜，盖谬也。李氏曰：脉来洪盛去还衰，满指滔滔应夏时，若在春秋冬月分，升阳散火莫狐疑。又曰：洪脉来时拍拍然，去衰来盛似波澜。欲知实脉参差处，举按弦长愊愊坚。

主病：脉洪阳盛血应虚，相火炎炎热病居。胀满胃翻须早治，阴虚泄痢可愁如。寸洪心火上焦炎，肺脉洪时金不堪，肝火内虚关内察，肾虚阴火尺中看。又曰：洪主阳盛阴虚之病，泄痢失血久嗽者忌之。经曰：形瘦脉大，多气者死。又曰：大则病近①。

微

微脉极细而软，按之如欲绝，若有若无，细而稍长，《素问》谓之小，气血微则脉微。又曰：轻诊可见，按之欲绝者，微也。往来如线而常有者，细也。仲景曰：脉瞥瞥如羹上肥者，阳气微；萦萦如蛛丝细者，阴气衰。长病得之死，卒病得之生。

主病：气血微兮脉亦微，恶寒发热汗淋漓。男②为劳极诸虚候，女作崩中带下医。寸微气促或心惊，关脉微时胀满形；尺部见之精血弱，恶寒消瘅痛呻吟。又曰：微主久虚血弱之病，阳微恶寒，阴微发热。《脉诀》云：崩中日久成白带，漏下多时骨木枯。

动

动乃数脉，见于上下，无头无尾③，如豆，厥厥动摇。仲景曰：阴阳相抟，名曰动。阳动则汗出，阴动则发热，形冷恶寒，此三焦伤也。成无己曰：阴阳相抟则虚者动，故阳虚则阳动，阴虚则阴动。庞氏曰：关前三分为阳，关后三分

---

① 近：白本、平本、大成本俱作"进"。
② 男：原作"胃"，据白本、平本改。
③ 无头无尾：原作"血头血尾"，据白本、平本、大成本改。

为阴；当关之位，半阴半阳，故动由虚见。又曰：动脉摇摇数在关，无头无尾豆形圆。其源本是阴阳战，虚者补之胜者安。《脉诀》言：寻之似有，举之还无，不离其处，不往不来，两关数见，含糊谬妄，殊非动脉。詹氏言：其形鼓动，如钩如毛者，尤谬。

主病：动脉专司痛与惊，汗因阳动热因阴。或为泄痢拘挛病，男子亡精女子崩。

牢

牢脉似沉似伏，实大而长，微弦。扁鹊曰：牢而长者，肝木也。仲景曰：寒则牢坚，有牢固之象。沈氏曰：似沉似伏，牢之位也，实大弦长，牢之体也。《脉诀》不言形状，但言寻之则无，按之则有。云脉入皮肤辨息难。又以牢为死脉，皆孟浪谬误。李氏曰：弦长实大脉牢坚，牢位常居沉伏间，革脉芤弦自牢起，革虚牢实要详看。

主病：寒则牢坚里有余，腹心寒痛木乘脾，疝气癥瘕何愁也，失血阴虚却忌之。又曰：牢主寒实之病，木实则为痛。扁鹊云：软为虚，牢为实，失血者，脉宜沉细，反浮大而牢者死，虚病见实脉死。《脉诀》言：骨间疼痛，气居于表。池氏以为肾传于脾，皆谬妄不经之说。

散

散脉大而散，有表无里，涣漫不休。无统纪无拘束，至数不齐，或多来少去，或去多来少。涣漫不休，如杨花散漫之象。又曰：散似杨花散漫飞，去来无定至难齐。产为生兆胎为堕，久病逢之不必医。戴氏曰：心脉浮大而散，肺脉短涩而散，平脉也。心脉软散怔忡，肺脉软散汗出，肝脉软散溢饮，脾脉软散胻肿，病脉也。若肾脉软散，诸病脉代散，死脉也。《难经》曰：散脉独见则危。柳氏曰：散为气血俱虚，根本脱离之脉，产妇得之生，孕妇得之堕。李氏曰：散脉无拘散漫流，濡来浮细水中绵，浮而迟大为虚脉，芤脉中空有两边。

主病：左寸怔忡右寸汗，溢饮左关应散漫，右关软散胻肿，散居两尺魂应断。

诊寿数

戴氏曰：脉必满十动，出自《难经》。而《脉诀》五脏歌，皆以四十五动为准，乖于经旨。柳氏曰[①]：古以动数候脉，是吃紧语，须候五十动，乃知至数缺失。今人指到腕[②]臂，即云见了。夫曰五十动，岂弹指间事耶？故学者当诊脉问证，听声观色，斯备四诊而无失。

五十不止身无病，数内有止皆知定；四十一止一脏绝，四年之后多亡命；三十一止即三年，二十一止二年应；十动一止一年殂，更观气色兼形证。

两动一止三四日，三四动止应六七；五六一止七八朝，次第推之自无失。

① 曰：原脱，据白本、平本、大成本补。

② 腕：原作“脘”，据白本、平本改。

六脏六腑用药气味补泻

肝、胆温补凉泻，辛补酸泻。

心、小肠热补寒泻，酸补甘泻。

肺、大肠：凉补温泻，酸补辛泻。

肾、膀胱：寒补热泻，苦补咸泻。

脾胃：温①热补，寒凉泻，各从甘补苦，泻其宜。

三焦、命门同心②。

张元素曰：五脏更相平也。一脏不平，所胜平之。故云安谷则昌，绝谷则亡。水去则营散，谷消则卫亡，神无所居。故血不可不养，卫不可不温。血温气和，营卫乃行，常有天命。

五脏五味补泻

肝，苦急，急食甘缓之甘草，以酸泻之赤芍药，实则泻其子甘草。欲散，急食辛以散之川芎，以辛补之细辛，虚则补其母

---

① 温：原作"湿"，据白本、平本改。

② 三焦、命门同心：原在上句"各从"之后，据白本、平本、大成本改。

地黄、黄柏。

心，苦缓，急食酸以收之_{五味子}，以甘泻之_{甘草、黄芪}，实则泻其子_{甘草}。欲软，急食咸以软之_{芒硝}，以咸补之_{泽泻}，虚则补其母_{生姜}。

脾，苦湿，急食苦①以燥之_{白术}，以苦泻之_{黄连}，实则泻其子_{桑白皮}。欲缓，急食甘以缓之_{炙甘草}，以甘补之_{人参}，虚则补其母_{炒盐}。

肺，苦气逆，急食苦以泄之_{诃子}，以辛泻之_{桑白皮}，实则泻其子_{泽泻}。欲收，急食酸以收之_{白芍药}，以酸补之_{五味子}，虚则补其母_{五味子}。

肾，苦燥，急食辛以润之_{黄柏、知母}，以咸泻之_{泽泻}，实则泻其子_{芍药}。欲坚，急食苦以坚之_{知母}，以苦补之_{黄柏}，虚则补其母_{五味子}。

张元素曰：凡药之五味，随五脏所入而为补泻，亦不过因其性而调之。酸入肝，苦入心，甘入脾，辛入肺，咸入肾。辛主散，酸主收，甘主缓，苦主坚，咸主软。辛能散结润燥，致津液，通气；酸能收缓敛散；甘能缓急调中；苦能燥湿坚软；咸能软坚；淡能利窍。

李②氏曰：甘缓、酸③收、苦燥、辛散、咸软、淡渗，五味之本性，一定而不变者也。其或补或泻，则因五脏四时而迭相施用者也。温、凉、寒、热，四气之本性也，其于五脏补泻，亦迭相用也。此特洁古张氏因《素问》饮食补泻之

---

① 苦：原脱，据白本、平本、大成本补。

② 李：原作"本"，据白本、平本、大成本改。

③ 酸：原作"咸"，据白本、平本改。

义，举数药以为例耳。学者宜因意而充之。

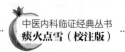

～ 脏 腑 虚 实 标 本 用 药 式 ～

◎肝藏血属木，胆火寄于中，主血，主目，主筋，主呼，主①怒。

本病：诸风眩运，僵仆强直，疯痫，两胁肿痛，胸胁满痛，呕血，小腹疝痛痃瘕，女人经病。

标病：寒热疟，头痛吐涎，目赤面青多怒，耳闭颊肿，筋挛卵缩，丈夫癫疝，女人少腹肿痛阴病。

有余泻之

泻子：甘草。

行气：香附、芎䓖、瞿麦、牵牛、橘皮。

行血：红花、鳖甲②、桃仁、莪术、京三棱、穿山甲、大黄、水蛭、虻虫、苏木、牡丹皮。

镇惊：雄黄、金箔、朱砂、真珠、代赭石、夜明砂、胡粉、银箔、铅丹、龙骨、石决明。

搜风：羌活、荆芥、薄荷、槐子、蔓荆、白花蛇、蝉蜕、防风、皂角、乌头、白附子、僵蚕、独活。

不足补之

补母：枸杞、杜仲、狗脊、熟地黄、苦参、萆薢、阿胶、

---

① 主：原作"王"，据白本、平本、大成本改。
② 鳖甲：原作"皂甲"，据白本、平本、大成本改。

菟丝子。

补血：当归、牛膝、续断、白芍、血竭、没药、芎䓖。

补气：天麻、柏子仁、白术、菊花、细辛、密蒙花、决明、谷精草、生姜。

本热寒之

泻木：芍药、乌梅、泽泻。

泻火：黄连、黄芩、龙胆草、苦茶、猪胆。

攻里：大黄。

标热发之

和解：柴胡、半夏。

解肌：桂枝、麻黄。

◎心藏神，为君火，包络为相火，代君行令。主血、主言、主汗、主笑。

本病：诸热瞀瘛惊，或谵语烦乱，啼笑骂詈，怔忡健忘，自汗，诸痛痒疮疡。

标病：肌热恶寒战栗，舌不能言，面赤目黄，心烦热，胸胁满痛，引腰背肘臂。

火实泻之

泻子：黄连、大黄。

气：甘草、人参、赤茯苓、木通、黄柏。

血：丹参、丹皮、玄参、生地黄。

镇惊：朱砂、牛黄、紫石英。

神虚补之

补母：细辛、乌梅、酸枣仁、陈皮、生姜。

气：桂心、泽泻、白茯苓、茯神、远志、石菖蒲。

血：当归、乳香、没药、熟地黄。

本热寒之

泻火：黄芩、竹叶、麦冬、朱砂、炒盐。

凉血：地黄、栀子、天竺黄。

标热发之

散火：甘草、独活、麻黄、柴胡、龙脑。

◎脾藏智，属土，为万物之母，主营卫，主味，主肌肉，主四肢。

本病：诸湿肿胀，痞满噫气，大小便闭，黄疸痰饮，吐泻霍乱，心腹痛，饮食不化。

标病；身体胕肿，重困嗜卧，四肢不举，舌本强痛，九窍不通。

土实泻之

泻子：诃子、防风、葶苈、桑白皮。

吐：豆豉、栀子、萝卜子、常山、瓜蒂、郁金、韭汁、藜芦、苦参、赤小豆、盐汤、苦茶。

下：大黄、芒硝、青蒙石、大戟、甘遂、续随子、芫花。

土虚补之

补母：桂心、茯苓①。

气：人参、黄芪、升麻、葛根、甘草、陈皮、藿香、葳蕤、缩砂、木香、扁豆。

血：白术、苍术、白芍、胶饴、大枣、干姜、木瓜、乌梅、蜂蜜。

本湿除之

燥中宫：白术、苍术、橘皮、半夏、吴茱萸、南星、草

---

① 补母……茯苓：原脱，据白本、平本补。

豆蔻、白芥子。

洁净府：木通、赤茯苓、猪苓、藿香，

标湿渗之

开鬼门：葛根、苍术、麻黄、独活。

◎肺藏魄，属金，摄一身之气，主闻，主哭，主皮毛。

本病：诸气①膹郁，诸痿喘呕，气促，咳嗽上逆，咳唾脓血，不得卧，便数②而久，遗矢③不禁。

标病：洒淅寒热，伤风自汗，肩背痛冷，臑前廉痛。

气实泻之

泻子：泽泻、葶苈、桑白皮、地骨皮。

除湿：半夏、白矾、白茯苓、薏苡仁、木瓜、橘皮。

泻火：粳米、石膏、寒水石、知母、诃子。

通滞：枳壳、薄荷、干姜、木香、厚朴、杏仁、皂荚、桔梗、苏梗。

气虚补之

补母：甘草、人参、黄芪、升麻、山药。

润燥：蛤蚧、阿胶、麦门冬、贝母、天门冬、百合、天花粉。

敛肺：乌梅、粟壳、五味子、芍药、五倍子。

本热清之

清金：黄芩、知母、麦冬、栀子、紫菀、天冬、沙参。

---

① 气：原脱，据白本、平本补。
② 数：原脱，据大成本补。
③ 矢：原作"失"，据大成本改。

本寒温之

温肺：丁香、檀香、款冬花、檀香、白豆蔻、益智、缩砂、糯米、百合。

标寒散之

解表：麻黄、葱白、紫苏。

◎肾藏志，属水，为天一之源，主听，主骨，主二阴。

本病：诸寒厥逆，骨痿腰痛，腰冷如冰，足胕肿寒，小腹满急疝瘕，大便闭泄，吐利腥脏，水液澄彻清冷不禁，消渴引饮。

标病：发热不恶热，头眩头痛，咽痛舌燥，脊股后廉痛。

水强泻之

泻子：大戟、牵牛。

泻腑：泽泻、猪苓、车前子、防己、茯苓。

水弱补之

补母：人参、山药。

气：知母、玄参、补骨脂、砂仁、苦参。

血：黄柏、枸杞、锁阳、熟地黄、肉苁蓉、山茱萸、阿胶、五味子。

本热攻之

下：伤寒少阴证，口燥咽干，大承气汤。

本寒温之

温里：附子、干姜、官桂、蜀椒、白术。

标寒解之①

解表：麻黄、细辛、独活、桂枝。

---

① 标寒解之：原脱，据白本、平本补。

标热凉之

清热：玄参、连翘、甘草、猪肤。

◎命门为相火之源，天地之始，藏精生血，降则为漏，升则为铅，主三焦元气。

本病：前后癃闭，气逆里急，疝痛奔豚，消渴膏淋，精漏精寒，赤白浊，溺血，崩中带漏。

火强泻之

泻相火：黄柏、知母、牡丹皮、地骨皮、生地黄、茯苓、玄参、寒水石。

火弱补之

益阳：附子、肉桂、益智、破故纸、沉香、角茴香、川乌、硫黄、天雄、乌药、阳起石、胡桃、巴戟天、丹砂、当归、蛤蚧、覆盆子。

精脱固之

涩滑：牡蛎、芡实、金樱子、五味子、远志、蛤粉、山茱萸肉。

◎三焦为相火之用，分布命门元气，主升降出入，游行天地之间，总驭①五脏六腑、营卫经络、内外上下左右之气，号中清之府。上主纳，中主化，下主出。

本病：诸热②瞀瘛，暴病、暴死、暴暗，躁扰狂越，谵妄惊骇，诸血溢血泄，诸气逆冲上，诸疮、疡、痘、疹、瘤、核。

上热则喘满，诸呕吐酸，胸痞胁痛，饮食不消，头上出汗。

---

① 驭：原作"饮"，据白本、平本、大成本改。
② 热：原脱，据白本、平本、大成本补。

中热则善饥而瘦，解㑊中满，诸胀腹大，诸病有声，鼓之如鼓，上下关格不通，霍乱吐利。

下热则暴注下迫，水液混浊，下部肿满，小便淋沥或不通，大便闭结或下痢①。

上寒则吐饮食痰水，胸痹前后引痛．食已还出。

中寒则饮食不化，寒胀，反胃吐水，湿泻②不渴。

下寒则二便不禁，脐腹冷，疝痛。

标病：恶寒战栗，如丧神守，耳鸣耳聋，嗌肿喉痹，诸病胕肿，疼酸，惊骇，手小指次指不用。

实火泻之

汗：麻黄、柴胡、葛根、荆芥、升麻、薄荷、羌活、石膏。

吐③：瓜蒂、沧盐、韭汁。

下：大黄、芒硝。

虚火补之

上：人参、天雄、桂心。

中：人参、黄芪、丁香、木香、草果。

下：附子、桂心、硫黄、人参、沉香、乌梅、破故纸。

本热寒之

上：黄芩、连翘、栀子、知母、玄参、石膏。

中：黄连、连翘、石膏、生地黄。

下：黄柏、知母、生姜、石膏、牡丹皮、地骨皮。

---

① 下热则暴注下迫……下痢：原脱，据白本、平本、大成本补。

② 泻：原脱，据白本、平本补。

③ 吐：原作"上"，据白本、平本改。

标热散之

解表：柴胡、细辛、荆芥、羌活、葛根、石膏。

◎胆属木，为少阳相火，发生万物，为决断之官，十一脏之主[①]，主同肝。

本病：口苦，呕苦汁，善太息，澹澹如人将捕状，目昏不眠。

标病：寒热往来，痁疟，胸胁痛，头额痛，耳痛鸣聋，瘰疬、结核、马刀，足小指次指不用。

实火泻之

泻胆：龙脑、牛胆、猪胆、生蕤仁、生酸枣仁、黄连、苦茶。

虚火补之

温胆：人参、细辛、半夏、炒蕤仁、炒酸枣仁、当归、地黄。

本热平之

降火：黄连、黄芩、芍药、连翘、甘草。

镇惊：黑铅、水银。

标热和之

和解：柴胡、芍药、黄芩、半夏、甘草。

◎胃属土，主容受，为水谷之海。主同脾。

本病：噎膈反胃，中满肿胀，呕吐泻痢，霍乱腹痛，消中善饥，不消食，伤饮食，胃管当心痛，支两胁。

标病：发热蒸蒸，身前热，寒热发[②]狂，谵语，咽痹，

---

① 之主：原脱，据白本、平本、大成本补。
② 发：原脱，据白本、平本、大成本补。

上齿痛，口眼㖞斜，鼻痛齄衄赤。

胃实泻之

湿热：大黄、芒硝。

饮食：巴豆、神曲、山楂、阿魏、硇砂、郁金、轻粉、三棱。

胃虚补之

湿热：苍术、白术、半夏、茯苓、橘皮、生姜。

寒湿：干姜、附子、草果、官桂、丁香、白豆蔻。

本热寒之

降火：石膏、地黄、犀角、黄连。

标热解之

解肌：升麻、葛根；豆豉。

◎大肠属金，主变化，为传送之官。

本病：大便闭结，泄痢下血，里急后重，疽痔脱肛，肠鸣而痛。

标病：齿痛喉痹，颈肿口干，咽中如核，齄衄目黄。手大指次指痛，宿食，发寒栗。

肠实泻之

热：大黄、芒硝、槐花、牵牛、巴豆、郁李仁。

气：枳壳、木香、橘皮、槟榔。

肠虚补之

气：皂荚。

燥：桃仁、麻仁、杏仁、地黄、乳香、松子、当归、肉苁蓉。

湿：白术、苍术、半夏、硫黄。

陷：升麻、葛根。

脱：龙骨、白垩、诃子、粟壳、乌梅、白矾、赤石脂、禹余粮、石榴皮。

本热寒之

清热：秦艽、槐角、地黄、黄芩。

本寒温之

温里：附子、干姜、肉豆蔻。

标热散之

解肌：石膏、白芷①、升麻、葛根。

◎小肠主分泌水谷，为受盛之官②。

本病：大便③水谷利，小便短，小便闭，小便血，小便自利，大便后血，小肠气痛，宿食，夜热旦止。

标病：身热恶寒，嗌痛颔肿，口糜耳聋。

实热泻之

气：木通、猪苓、滑石、瞿麦、泽泻、灯草。

血：地黄、蒲黄、赤茯苓、栀子、牡丹皮。

虚寒补之

气：白术、楝实、茴香、砂仁、神曲、扁豆。

血：桂心、玄胡索。

本热寒之

降火：黄柏、黄芩、黄连、连翘、栀子。

标热散之

解肌：藁本、羌活、防风、蔓荆。

---

① 白芷：原作"白花"，据白本、平本、大成本改。

② 水谷，为受盛之官：原脱，据白本、平本、大成本补。

③ 本病：大便：原脱，据白本、平本、大成本补。

◎膀胱主精液，为胞之府，气化乃能出，号州都之官，诸病皆干之。

本病：小便淋沥，或短数，或黄赤，或白，或遗失，或气痛。

标病：发热恶寒，头痛，腰脊强，鼻窒，足小趾不用。

实热泻之

泻火：滑石、猪苓、泽泻、茯苓。

下虚补之

热：黄柏、知母。

寒：桔梗、升麻、益智、乌药、山茱萸。

本热利之

降火：地黄、栀子、茵陈、黄柏、牡丹皮、地骨皮①。

标寒发之

发表：麻黄、桂枝、羌活，苍术、防己、黄芪、木贼②。

引经报使

手少阴心经：黄连、细辛。

手太阳小肠：藁本、黄柏。

足少阴肾：独活、桂枝、知母、细辛。

足太阳膀胱：羌活③。

手太阴肺：桔梗、升麻、白芷、葱白。

---

① 地黄、栀子……地骨皮：原脱，据白本、平本、大成本补。
② 麻黄、桂枝……木贼：原脱，据白本、平本、大成本补。
③ 足太阳……羌活：原脱，据白本、平本、大成本补。

手阳明大肠：白芷、升麻、石膏。

足太阴脾：升麻、苍术、葛根、白芍。

足阳明胃：白芷、升麻、石膏、葛根。

手厥阴心包络：柴胡、石膏、牡丹皮。

足①少阳胆：柴胡、青皮。

足厥阴肝：青皮、吴茱萸、川芎、柴胡。

手②少阳三焦③：连翘、柴胡、（上）地骨皮、（中）青皮、（下）附子。

五味宜忌

岐伯曰：木生酸，火生苦，土生甘，金生辛，水生咸。辛散，酸收，甘缓，苦坚，咸软，而毒药攻邪。五谷为养，五果为助，五畜为益，五菜为充，气合而服之，以补精益气。此五味各有所利，四时五脏，病随所宜也。又曰：阴之所生，本在五味；阴之五宫，伤在五味。骨正筋柔，气血以流，腠理以密，骨气以清，长有天命。又曰：圣人春夏养阳，秋冬养阴，以崇其根，二气常存。春食凉，夏食寒，以养阳；秋食温，冬食热，以养阴。

五欲：肝欲酸，心欲苦，脾欲甘，肺欲辛，肾欲咸，此

---

① 足：原作"手"，据白本、平本、大成本改。

② 手：原作"足"，据白本、平本、大成本改。

③ 三焦：原作"胆"，据医理改。

五味合五脏之气也。青色宜酸，肝病宜食麻、犬、李、韭。赤色宜苦，心病宜食麦、羊、杏、薤。黄色宜甘，脾病宜食粳、牛、枣、葵。白色宜辛，肺病宜食黄黍、鸡、桃、葱。黑色宜咸，肾病宜食大豆黄卷、猪、粟、藿。

五禁：肝病禁辛，宜食甘，粳、牛、枣、葵。心病禁咸，宜食酸，麻、犬、李、韭。脾病禁酸，宜食苦，大豆、豕、粟、藿。肺病禁苦，宜食甘，麦、羊、杏、枣。肾病禁甘，宜食辛，黄黍、鸡、桃、葱。思邈曰：春宜省酸增甘以养脾，夏宜省苦增辛以养肺，秋宜省辛增酸以养肝，冬宜省咸增苦以养心，四季宜省甘增咸以养肾。时珍曰：五欲者，五味入胃，喜归本脏，有余之病，宜本味通之。五禁者，五脏不足之病，畏其所胜，而宜其所不胜也。

五走：酸走筋，筋病毋多食酸，多食令人癃。酸气涩收，胞得酸而缩卷，故水道不通也。苦走骨，骨病毋多食苦，多食令人变呕。苦入下脘，三焦皆闭，故变呕也。甘走肉，肉病毋多食甘，多食令人悗心。甘气润，胃柔则缓，缓则虫动，故悗心也。辛走气，气病毋多食辛，多食令人恫心。辛动上焦，与气俱行，久留心下，故恫心也。咸走血，血病毋多食咸，多食令人渴。血与咸相得则凝，凝则胃汁注之，故咽路焦而舌本强。

五伤：酸伤筋，辛胜酸。苦伤气，咸胜苦。甘伤肉，酸胜甘。辛伤皮毛，苦胜辛。咸伤血，甘胜咸。

五过：味过于酸，肝气以津，脾气乃绝，肉胝伤䐃而唇揭。味过于苦，脾气不濡，胃气乃厚，皮槁而毛拔。味过于甘，心气喘满，色黑，肾气不平①，骨痛而发落。味过于辛，

---

① 平：原作"分"，据白本、平本、大成本改。

筋脉沮绝，精神乃失，筋急而爪枯。味过于咸，大骨气劳，短肌，心气抑，脉凝涩而变色。时珍曰：五走五伤者，本脏之味自伤也，即阴之五宫伤在五味也。五过者，本脏之味，伐其所胜也，即脏气偏胜也。

五味偏胜

岐伯曰：五味入胃，各归所喜。酸先入肝，苦先入心，甘先入脾，辛先入肺，咸先入肾。久而增气，物化之常；气增而久，夭之由也。

王冰曰：入肝为温，入心为热，入肺为清，入肾为寒，入脾为至阴而四气兼之，皆为增其味而益其气。故各从其脏之气，久则从化。故久服黄连、苦参反热，从苦化也。余味仿此。气不已，则脏气偏胜，必有偏绝；脏有偏绝，必有暴夭。是以药不具五味，不备四气，而久服之，虽暂获胜，久必致夭，故绝粒服饵者不暴亡，无五味资助也。杲曰：一阴一阳之谓道，偏阴偏阳之谓疾。阳剂刚胜，积苦燎原，为消狂痈疽之属，则天癸竭而营涸。阴剂柔胜，积若凝水，为洞泄寒中之病，则真火微而卫散。故大寒大热之药，当从权用之，气平而止。有所偏助，令脏气不平，夭之由也。

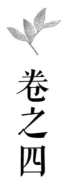

卷之四

～ 痰 火 灸 法 ～

　　窃谓人之一身，隐僻奇异等疾，轩岐议究已备，华佗内照无遗矣。然攻病之法，每以针灸劫拔为言，而其药饵之中，殊未言及，何也？盖古人立法，病之轻浅者，则以丸散汤剂疗之；若病之年久沉痼者，非针灸不解，以其针有劫夺之功，第见效者少，且今之针法，得妙者亦稀。若虚怯之体，倏致夭绝者有之。若灸法去病之功，难以枚举，而其寒热虚实，轻重远近，无往不宜。盖寒病得火而散者，犹烈日消冰，有寒随温解之义也；热病得火虚而解者，犹暑极反凉，有火郁发之之义也；虚病得火而壮者，犹火迫水而气升，有温补热益之义也；实病得火而解者，犹火能消物，以实则泻之之义也；痰病得火而解者，以热则气行，津液流通故也。所以灸火不虐人者，以一灼谓一壮，以壮人为法也。若年深痼疾，非药力所能除，必借火力以攻拔之。谚云：火有拔山之力，岂虚语哉！若病欲除其根，则一灸胜于药力多矣。但医必择其素熟经络道穴者乃可。不尔，则差之毫厘，谬之千里，非徒无益，而反害之，岂以人命若草菅耶？然火之功用，固有挽回枯槁之妙，必其人肌肉尚未尽脱，元气尚未尽虚，饮食能进者，乃能任此痛楚。灸后调理月余，则病自除，而体自充。况假此一灸，使病者有所禁戒警惕，自是如法调理，是以一举有两得之妙。若肌体羸虚，元气耗极，饮食不能进，则亦不能禁此燔灼，病必日剧。倘灸后病不得起，不惟无益，而反招病家之怨也，至嘱至告。

制 艾 法

凡用艾叶须陈久者，治令细软，谓之熟艾。若生艾灸火，则伤人肌脉，故孟子云：七年之病，求三年之艾。拣取净叶，捣去尘屑，石臼中木杵捣熟、罗去渣滓，取白者，再捣至柔烂如绵为度，用炫燥，则灸火有力。

取 火 法

凡灸火①者，宜用阳燧火珠，承日取太阳真火，其次钻槐取火为良。若急卒难备，则真麻油灯或蜡烛火，以艾茎烧点于炷，滋润灸疮，至愈而痛也。其夔金击石钻燧八木之火，皆不可用。邵子云：火无体，因物以为体，金石之火，烈于草木之火是矣。八木者，松火难瘥，柏火伤神多汗，桑火伤肌肉，柘火伤气脉，枣火伤内消血，橘火伤营卫经络，榆火伤骨失志，竹火伤筋损目也。

凡痰火骨蒸痨瘵，梦遗盗汗传尸等症，宜灸四花六穴、膏肓二穴、肾俞二穴、肺俞二穴、足三里二穴、手合谷二穴、或膻中穴，但得穴真，无不验也。

---

① 火：白本、平本作"艾"。

定四花六穴之法

崔氏灸骨蒸痨瘵，初得此疾，即如此法灸之，无不效者。但医多不得真穴，以致有误，今具真格，使学者一见了然无误。

先用细绳一条，约三四尺，以蜡抽之，勿令展缩，以病人脚底贴肉量。男取左足，女取右足，从足大拇指头齐起，从脚板底，当脚根中心向后引绳，循脚肚贴肉直上，至膝脘曲叉中大横纹截断。次令病人解发分开两边，全见头缝，自囟门平分至脑后，乃平身正坐，取前所截绳子，一头从鸠尾齐，引绳向上，正循头缝至脑后，贴肉垂下，循脊骨引绳向下，至绳尽处，当脊骨，以墨点记_{此墨不是灸穴}。别以稻秆心，令病人合口，将秆心按于口上，两头至吻，却勾起秆心中心至鼻端根下，如人字样，齐两吻截断，将秆展直，于先在脊中墨记处，取中横量点之，此是灸穴，名曰患门二穴。初灸七壮，累灸至一百壮，妙。初只灸此二穴，次令其人平身正坐，稍缩臂膊，取一绳绕项向前平结喉骨，骨平大杼骨，俱以墨点记。向前双垂，下与鸠尾齐，截断，灸鸠尾穴。无却翻绳向后，以绳头齐会处，以墨点记_{此亦不是灸穴}。别取秆心，令其人合口，无得动笑，横量两吻，截断，还于背上墨记处，折中横量两头点之，此是灸穴。又将其秆心循脊直量上下点之，此是灸穴，名曰四花穴。初灸七壮，累灸至百壮，迨疮愈疾，依前法复灸至百壮，但当脊骨上两穴，切宜少灸。凡一次只灸三五壮，多灸恐人蜷背。凡灸此穴，亦要灸足三里，以泻火气为妙。若妇人缠绵裹足，以至中短下，则第一次患门穴难以准，但取右手肩髃穴贴肉量至中指为尽①亦可。不若只取膏肓穴灸之，其穴备于后，次灸四花穴，亦效。予常见人初有此疾，即与依法灸之，无有不效。惟恐病根深痼，亦依此法灸之，亦有齐愈者，况初病者乎！

～《千金方》论取膏肓腧穴法 ～

膏肓②腧穴，无所不治，主羸瘦虚损，梦中失精，上气咳逆，狂惑失志等症。取穴之法，令人正坐，曲肘伸两手，以臂着膝前，令正直，手大指与膝头齐，以物支肘，勿令臂得摇动，从胛骨上角③摸索至胛骨下头，其间当有四肋三间④，团灸中间，依胛骨之里，肋间深处是穴，去胛⑤骨容侧指许，摩筋肉之表，筋骨空处，按之但觉牵引骨节动，须灸胛中各一穴，至六百壮，多至千壮。当觉气下砻砻然如水状，亦当有所下出，若无停痰宿饮，则无所下也。若病已困，不能正坐，当令侧卧，挽一臂同前，灸之也。求穴大较，以右手从右肩住指头，表所不及者是也。左手亦然，乃以前法灸之。若不能正坐，但伸两臂亦可，伏衣袱上，伸两臂，令人挽两胛骨使相离⑥，不尔，胛骨遮穴不可得也。所伏衣袱，

---

① 尽：原作"画"，据白本、平本改。
② 膏肓：原作"膏粱"，据白本、平本及《备急千金要方》卷三十改。
③ 胛骨上角：原作"胛膏上巴"，据《备急千金要方》卷三十改。
④ 四肋三间：原作"二肋两开"，据《备急千金要方》卷三十改。
⑤ 去胛：原脱，据《备急千金要方》卷三十补。
⑥ 离：原作"推"，据《备急千金要方》卷三十改。

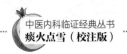
当令大小常定，不尔则失其穴。此灸讫后，令人阳气康盛，当消息以自补养。身体平复，其穴在五柱之上，四柱之下，横去六寸许，相准望取之。

论曰：昔秦缓不救晋侯之疾，以在膏之上，肓之下，针药所不及，即此穴也。孙真人笑其拙，不能求得此穴，所以病疴难遗。若能用心得而灸之，无疾不愈矣。明载于此，学者仔细详审，依法取之，无不得其真穴也。一法，医者先自坐，以目平正，却于壁上，以墨作一大图，却令患者正坐，常使其目视图，无得斜视别处，以良法也。令灸人正坐，曲脊仰脊依法。医者以指头后脊骨一节为一寸，自一柱至五柱，逐一以墨点记，令上下端直分明。且人有颈骨者，亦有无者，当以平肩为一柱是也。以四柱至五柱，用秆心比量两柱上下远近，折为三分，亦以墨点脊一柱间，取第四柱下二分微多，五柱上一分微少，用笔点定，横过相去六寸之中，左右以为两穴交下远近之准。大要两柱上下，合同身寸，一寸三分七厘微缩，有无大段长短不同，以参诸《甲乙经》，自大杼至尾骶骨作二十一柱，量三尺之数分之。若柱节分明，纵之尺寸不同，穴以柱数为定。若人肥大背厚，骨节难寻，当以平脐十四柱命门穴为准，上自大杼，下至命门，折为一十四柱，每柱一寸三分，合其穴无不真也。

取肾俞穴法

令患人垂手正立于平正木石之上，目无斜视，身无偏欹，去身上衣服，用切直杖，从地至脐中央截断，却回杖记于背上，当脊骨中，杖尽处，即十四柱命门穴也。以杖记，却用秆心取同身三寸，折作一寸五分，两头即肾俞穴也。

取肺俞法

当脊下第三椎骨下凹中，以墨点记，各开一寸五分是穴。

取膻中法

胸前平乳当中一穴。

取三里穴法

足三里二穴，在膝下三寸大筋内宛宛中。

取合谷穴法

合谷二穴，在虎口岐谷之间陷中。

～ 论 点 穴 ～

《千金》云：人有老少，体有长短，肤有肥瘦，皆须精思斟量，准而折之。又以肌肉纹理节解缝会宛陷之中是，以手按之，病者快然。如此仔细安详用心者，乃能得之尔。

又云：或身短而手长，或身长而手短，或胸腹长，或胸腹短，或大或小，又不可以一概而论也。

凡点穴法，皆要平正，四体无使歪斜，灸时恐穴不正，徒坏好肉尔。若坐点则坐灸，卧点则卧灸，立点则立灸，反此，一动则不得真穴矣。凡灸先阳后阴，先上后下，先少后多，皆宜审之。

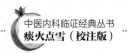

论艾炷大小

黄帝曰：灸不分三，是谓徒炷务大也，小弱也，乃小作之。凡小儿七日以上，周年以还，不过壮，炷如雀粪大。经曰：凡灸，欲艾炷根下广三分，使正气不能远达，病未能愈，则是炷欲大，惟头与四肢欲小耳，但去风邪而已。

论壮数多少

《千金》云：凡言壮数者，若丁壮，病根深笃，可倍于方数，老少怯弱可减半。扁鹊灸法，有至百壮千壮。曹氏从治，有百壮，五①十壮，《小品方》亦然。惟《明堂经》多云针入六分，灸三壮，更无余论。故后人不准，惟因病之轻重

---

① 五：原作"大"，据《备急千金要方》卷三十改。

而增损之。凡灸头顶，止于七壮，积至七七壮止。如人若治风，则灸上星、前顶、百会，皆至一百壮，腹皆宜灸五百壮。若鸠尾、巨阙亦不宜灸多，多则四肢细而无力。又足三里穴，乃云多至三二百壮，心俞不灸。若中急，灸至百壮，皆视其病轻重而用之，不可泥一说，而又不知其有一说也。《内经》只云若是禁灸穴，《明堂》亦许灸一壮至三壮，恐未尽也。所谓五百壮千壮，岂可一日而尽，必三五七日，以至三年五年，以尽其数，乃可得也。

论忌避

《千金》云：欲行针灸，必先知本人行年宜忌，尻神及人神所在，不与禁忌相干则可，故男忌除，女忌破；男忌戌，女忌巳，又所谓血支血忌之类。凡医者，不能知此避忌，若逢病人危，会男女气怯，下手至困。达人智士拘于此，若夫急难之际，卒暴之疾，命在须臾，宜速治之。况泥于禁忌，已沦于鬼神，岂不误哉！但一日止忌一时，如子午八法，不拘禁忌。若忌未形之病，虽择良日，服药针灸当也。亦宜架天时日，恶午以后不可灸，谓阴气未至，灸无不差。午前及早，恐人气虚，有眩晕之咎，急卒亦不可拘。若值大风、大雨、雷电，宜暂停之，且待晴明灸之可也。

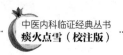

～ 论治灸疮 ～

凡艾灸，须要疮发，所患即愈，不得疮发，其疾不愈。《甲乙经》云：灸疮若不发，用故履底炙令热，熨之，三日而发。今有用赤皮葱三五茎，去叶，于微火中煨热，熨疮十余遍，其疮三日自发，亦有用麻油搽之而发者；亦有用牙皂角煎汤候冷，频频点之而发者；恐气血衰，宜服四物汤滋养者，不可一概而论。灸后务令疮发，乃去病也。

凡贴疮，古人春用柳絮，夏用竹膜，秋用竹膜，冬用兔腹上细毛，猫腹毛亦佳。今人每用膏药贴之，日一二易，则疮易愈。未若一日两贴一易，使疮脓出多而痰除也。若欲用膏必须用真麻油入治病之药，或祛风散气，滋血疗损之药，随证入之为妙。

～ 论忌食 ～

经曰①：灸之后，古人忌猪、鱼、热面、生酒、动风冷物，鸡肉最毒。而令灸疮不发，用小鸡、鲢鱼食之而发者，所谓以毒而攻毒，其理亦通，亦宜少用为佳。

---

① 曰：原作"巳"，据白本、平本改。

论保养

凡灸后切宜避风冷。节饮酒，戒房劳，喜怒忧思悲恐七情之事，须要除之。可择幽静之居，养之为善，但君子志人不必喻也。

择吉日

针灸吉日：丁卯、庚午、甲戌、丙子、丁丑、壬午、甲申、丙戌、丁亥、辛卯、壬辰、丙申、戊戌、己亥、庚子、辛丑、甲辰、乙巳、丙午、戊申、壬子、癸丑、乙卯、丙辰、己未、壬戌，成开执日。忌辛未，扁鹊死日。

吉日	月	竖①看正	二	三	四	五	六	七	八	九	十	十一	十二
天巫		辰	巳	午	未	申	酉	戌	亥	子	丑	寅	卯
天医		丑	寅	卯	辰	巳	午	未	申	酉	戌	亥	子
要安		寅	申	卯	酉	辰	戌	巳	亥	午	子	未	丑

---

① 竖：原作"横"，因版本改为横排，故改为"竖"。

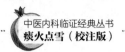

	正	二	三	四	五	六	七	八	九	十	十一	十二
白虎黑道	午	申	戌	子	寅	辰	巳	申	戌	子	寅	辰
月厌	戌	酉	申	未	午	巳	辰	卯	寅	丑	子	亥
月杀	丑	戌	未	辰	丑	戌	未	辰	丑	戌	未	辰
独火	巳	辰	卯	寅	丑	子	亥	戌	酉	申	未	午
死别	戌	戌	戌	丑	丑	丑	辰	辰	辰	未	未	未
血支	丑	寅	卯	辰	巳	午	未	申	酉	戌	亥	子
血忌	丑	未	寅	申	卯	酉	辰	戌	巳	亥	子	午
除日	卯	辰	巳	午	未	申	酉	戌	亥	子	丑	寅
破日	申	酉	戌	亥	子	丑	寅	卯	辰	巳	午	未
火隔	午	辰	寅	子	戌	亥	午	辰	寅	子	戌	申
游祸忌服药	巳	寅	亥	申	巳	寅	亥	申	巳	寅	亥	申

痰火戒忌

夫痰火之证，有治愈而老且寿者。有缠绵数纪而终不可疗者。有一病即治竟不愈者，何也？如器物已损，必爱恤护持，乃可恒用而不敝。若不恤而颠击之，宁有不坏者乎！然痰火固为恶候，治之愈与不愈，亦在人之调摄何如尔。且病之作也，始于水亏，法当绝欲存精，精足则水自复，继而火炽，则当薄味救水，水充则火自灭。次必戒酒以养金，金气清肃，则生化之机复行，子受母荫则真阴自复，水得其权则火自平矣。故治而愈者，以此三者之法，可缺一乎？若既病而仍前酗酒恣欲，嗜啖膏粱，以火济火，其得长生者几希。

戒忌箴

绝戒暴怒，最远房室，更慎起居，尤忌忧郁，顺就寒暄，节调饮食。毋以我言，虚伪无益，一或失调，噬脐何及。

戒酗酒

夫四气以酒为先者，盖以味甘适口，性悍壮志，宾朋无此不可申其敬尔，然圣人以酒为人合欢。又曰：惟酒无量不及乱。若此观之，古人制酒，惟欢情适况而已，可恣饮而至剧乎！今之贪者，以酒为浆，以剧为常，必至酩酊而后已。凡一醉之间，百事迥异，肆志颠狂。或助欲而色胆如天；或逞威而雄心若虎；或以新搜，故骂詈不避亲疏；或认假作真，斗殴无畏生死；或伤其天性；或败坏人伦，乖名丧德，无所不为，甚而忘形仆地，促其天年者藉藉。酒之酷厉，奚啻鸩蝮也哉！况人既病水，则火已萌其焰矣，杯酒下咽，即犹贮烬点以硝黄，涸海燎原，其可量乎。盖酒之为性，慓悍升浮，气必随之，痰郁于上，溺涩于下，渴必恣饮寒凉，其热内郁，肺气大伤，轻则咳嗽齁喘，重则肺痿痨瘵。观其大寒凝海，惟酒不冰，明其性热，独冠群物，药家用之，惟借以行其势尔。人饮多则体弊神昏，其毒可知矣。且曲中以诸毒药助其势，岂不伤冲和，损营卫，耗精神，竭天癸而夭人寿耶？

绝房劳

夫四欲之中，惟色最甚，虽圣贤不能无此。故孔氏曰：吾未见好德如好色者也。孟氏亦曰：养心莫善于寡欲。又曰：血气未定，戒之在色。若此观之，则色亦人所难制者。今之膏粱逸士，昼夜荒淫，以此为乐。若悦刍豢，嗜而无厌，必待精竭髓枯，气匮力乏而后已，昧而失调，安能免于死哉？悲夫！

觉者岂如是乎？迨夫真水既亏，则火炎痰聚，而痨瘵之症成矣。当此之际，法宜存精以复水，奈火伏水沸，心神浮越，虚阳妄动，竟不能制，而复泄其精，则犹源将涸而流将息，而复导之，宁不竭乎？噫，病至于此，非医者之神手，凝神定虑，以治病者之欲心，割情绝爱以调，安能免于乱哉？悲夫！

戒嗜利

夫诸欲之内，惟财则利益人多。盖人非财则无以治其生，故谬云：财与命相连。然财固人所必用，但轻重较之，则财又轻于命也，何则？人既病火，则危如累卵，善调则生，失调则死，岂常病之可例视乎。必静心寡欲，凝神定虑，毋以纤物烦扰心君，庶火息水恬，病或可瘳。于此而孜孜汲汲，终日营营，致天君失泰，而相火擅权，势必燎原矣，利可趋乎！

戒暴怒

夫气贵顺而不贵逆，顺则百脉畅利，逆则四体愆和。若以火病而复增一怒，则犹敝舰而横之波涛，鲜有不覆者也。何则？以虚其虚，则阴阳乖戾，脏腑隔绝，其不危者鲜矣。且今之昧者，但知怒能害人，殊知贼人心气者有九：曰怒则气上，喜则气缓，悲则气消，思则气结，恐则气下，惊则气乱，劳则气耗，寒则气收，热则气泄。若此诸气，实人所自致者也。况痰火之病，始于真气劳伤，肾阴亏损，而邪热乘虚协之，故丹溪曰：气有余便是火。然所谓有余者，非真气之有余，谓真气病而邪火相协。或行而迅速，或住而壅塞，气火俱阳，以阳从阳，故阳愈亢而阴愈消，所谓阴虚生内热者以此。即如劳伤神志，心血亏耗，肾水枯竭，君火失令，相火司权，熏烁肺金之意耳。况七情之气，惟怒最甚，故经曰：怒则血菀于上。以其情动于中，气逆于上，动极生火，火载血上，错经妄行，越出上窍，故钻燧取火，抚掌成声，沃火生沸，皆自无而有，实动极之所致也。噫，以一星之火，而致燎原之祸，气岂可逆乎？

节饮食

夫饮食所以养生，过则伤脾。若过极则亦所以戕生者也，何则？痰火之病，始于水涸火炎金伤，金既受伤，则木寡于畏，其不凌脾者鲜矣。以脾受木贼，则运化之机自迟，而复不能节其饮食，以致伤而复伤，轻则暖腐吞酸，重则痞满疼痛，病体复加，有此则亦难乎其为治也。盖欲攻积则妨正，欲温中则动火，过消导则反损脾，三者之法，岂其宜乎？况人借水谷之气以为养，土受木贼，则不能运化精微，上归于肺，输布五脏，以养百骸，自是形日减，肌肉日消，其人即能饮能食，无

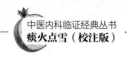

乃食易而已，更何益耶？此谓调摄之一关也，可不谨哉！

慎起居

窃谓火病金伤之体，实由敝室陋巷，倘无趋避之策，风狂雨骤，其何以御之耶？盖肺主皮毛，司腠理阖辟，金受火贼，则卫护敛固之令失权，六淫之邪易于侵袭，轻则入于皮肤，但为嚏唾涕咳诸候。惟以身表温暖，腠理疏豁，不干真气，或可消散。甚则入于经络，表有头痛发热，身痛脊强，不即发汗，则必入里，而为潮汗闭涩，满渴澹①等症，不即下之，邪何以越？然以尪羸之躯，几微之气，而复任此猖狂，虚虚之祸，岂不②旋踵而至哉？噫，倘不慎起居而或犯此，是亦促命之杀车槌也，慎之！

简言语

气鼓喉而为声，情发心而为言。故曰：声者肺之韵，言者心之声。且火之病，以水亏火炽，熏烁肺金，伤其生化，母令子虚，致水益亏而火益炽，肺愈伤而金益烈，法当滋阴降火以益金。以言多语急，鼓伤肺窍，则为咳嗽声嘶，且言则呼多吸少，致息不匀，则五脏之气，亦自愆期矣。所谓肺欲实，先调息，正此之谓，言可多乎！

---

① 澹：白本、平本、大成本无此字。
② 不：原脱，据白本、平本补。

忌忧郁

　　夫气贵舒而不贵郁，舒则周身畅利，郁则百脉愆和，故曰喜则气缓。然缓者，固有徐和畅利之义，但不及太过，皆能致息愆期，而况忧思郁结，宁不滞其气乎？气既壅滞，则郁而为火，是益为烁金涸水之胎。人既病火，则身犹敝器矣，须着意护持，心当浑然无物，庶可登之佳境。倘以世务营心，终日怏怏，是欲蹈万古之长夜，宁非昧而不觉者乎？哀哉！

　　愚谓痰火之病，能戒忌则功过药之半矣。盖攻邪去病，固借药剂之能，而燮理调元，又非戒忌不可，何也？夫所谓戒者，以其于病有大妨，法所当戒，不戒则死；所谓忌者，以其于病有所不宜，法当忌之，不忌则害。二者实痰火死生之关头也，可缺一乎？然所当戒者，酒色财气之四欲也；所当忌者，饮食起居多言厚味之四失也。病人能守此八者，则胜于药力多矣。如恣欲则伤精，绝之则所以存精足水以制火也。若暴怒则伤肝，戒之则所以平肝安土以养金也。贪饮则伤肺，戒之则以清金制木无使凌脾也。嗜利劳神，戒之则所以宁火而肃金而充水也。慎起居，所以防贼风虚之邪犯正；节饮食，毋使菀苗陈莝以留脾；简言语，所以保金以育水；薄厚味，所以息火毋伤金。若此八者，利益固非小可，而其害也，则轻可致重，重可致危，颠沉困惫①皆胎于此。病者倘能一一遵依，小心翼翼，则危可至泰，轻可至愈，挽回枯槁于幽冥之谷，其可量乎。

---

　　① 惫：原脱，据白本、平本补。

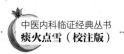

却 病 秘 诀

夫修身之士，不识丹田所在，咸指脐下一寸三分为言，谬乎！有传，此为气禀之原，若果实受气于蒂，坎离上下，以此为中宫，气脉升降，以此为根地。根地否塞，则水火不能升降，心火炎炽，肾水枯竭，百病由此而生。上或头晕眼花，下至腰疼疝凝痔结，甚或真阳不固，多至夭折，良可悲乎！人诚能以却病延年之法，敬而行之，或行或坐，或立或卧，念念不忘，旬日之间，血气循视而不乱，精神内固而不摇。衰者起，萎者愈。疲癃转康健之躯，枯槁回温润之色，顿觉温精补髓。养气助阳，眼目光明，疝痔消灭，身轻力健，百病咸除。功简而效速，诚为保身之至道，却病之秘诀哉！

却 病 延 年 一 十 六 句 之 术

水潮除后患，起火得长安。梦失封金匮，形衰安玉关。鼓呵消积滞，兜礼治伤寒。叩牙齿无疾，现升鬓不斑。运睛除眼害，掩耳去头旋。托踏应无病，搓涂自驻颜。闭摩通滞气，凝抱固丹田。淡食能多补，无心得大还。

水潮除后患法

平时睡醒时，即其端坐凝神息虑，舌抵上腭，闭口调息，津液自生，分作三次，以意送下，此水潮之功也。津既咽下，在心化血，在肝明目，在脾养神，在肺助气，在肾生精，自然百骸①调畅，诸病不生，此除后患之功也。逍遥子长生诀曰：法水潮在关，逍遥日夜还。于中凝结生诸病，才决通流便驻颜。

起火得长安法

子午二时内外视，应闭息升身，则肾中之火生矣。火为水中之金，烹而炼之，立可成丹。且百脉通融，五脏无滞，四肢康健，而三花②聚也。孙真人曰：火阳得地，在六爻俱静之时；真气通行，必在三阳交会之际。此为文火炼形，外邪不感，寿算无穷。

梦失封金匮法

欲动则火炽，火炽则神疲，神疲则精滑而梦失也。每寤寐③之时，必要凝息定气，以左手搓脐二七，右手亦然，复以两手搓④胁腹五七次，左右摇扇三两回，次咽气纳于丹田，

---

① 骸：原作"体"，据白本、平本改。
② 花：白本、平本作"化"。
③ 寐：原脱，据白本、平本、大成本补。
④ 搓：原脱，据白本、平本、大成本补。

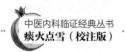

握固良久，乃正屈足侧卧，永无走泄矣。郑思远真人曰：事多忘者神昏，汗多出者神脱，此是梦失神弱，脱漏真精，乃修身之士大忌也，当励前功。

形衰守玉关法

形容枯槁，切须守炉，炉者丹田。丹田者，肾前脐后也。若行住坐卧，一意不散，固守勿①怠，而又运用周天之火。自然生精、生气、生神，岂止变衰颜如童子，体为神仙。若壮健行之，收功甚速。

鼓呵消积滞法

有因食而积者，有因气而积者，久则脾胃受伤，医药难治。熟若节饮食，戒嗔怒，不使有积聚为妙。凡有此等，便当升身闭息，往来鼓腹，俟其气满缓缓呵出，怡然运五七次，即时通快。王穆真人曰：未得通时，多痞塞隔气。若胸膈满塞，常用此法，不止除病散气，须无病行之，自然真元增益，寿域可跻。

兜礼治伤寒法

元气亏弱，调理不密，则风寒伤感。患者须端坐闭息，兜起外肾，头如礼拜，屈折至地，运用真气得胜，涤时不六

---

① 勿：原作"忽"，据白本、平本、大成本改。

七次，汗出自愈。刘抱一真人未仙之日，曾感伤寒热，行此而安。此法非止能治伤寒，即无病行之，头目清利，容颜润泽。

叩齿牙无病法

齿之有疾，乃脾胃之火熏蒸，每日清晨，或不拘时，叩齿三十六通，则气自固，虫蛀不生，风邪消散。设或以病齿难叩，但以舌隐餂于牙根之间，用柔制刚，真气透骨，其蛀自除。王真人曰：欲修大道，先去牙症，叩齿不绝，坚牢无病，此虽近易，亦修养中至要也。

观升鬓不斑法

思虑太过则神耗，气虚血散而鬓斑。以子午二时，握固端坐，凝神绝念，两眼含光，中黄内顾，追摄二气，自尾闾夹脊，升上泥丸，降下重楼，返还元海，憩息少时，自然形神俱妙，与道合真。张真人曰：夫何虑鬓斑，久久行之，可以积黍米而为丹，脱樊笼而游三岛，其功曷可云论？

运睛除眼害法

虚静趺坐，凝息升身。双目轮转十二数，紧闭即开，大睁逐气，每夜行五七次，瘴翳自散，光明倍常。谢翼真人未得仙时，曾犯目疾，绝对去房事，得此法而行之即愈，故传以惠于后人。盖为虚邪气热，损犯肝经，致生瘴翳。运睛之

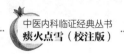

法，不止除昏，久则可观细画，极目远视，时见金花，乃道气之运也。

掩耳去头旋法

邪风入脑，虚火上攻，则头目昏旋，偏正作痛，或中风不语，半身不遂，亦由此致。治之须静坐升身闭息，以两手掩耳摇头五七次，存想元神，逆上泥丸，以逐其邪①，自然风散邪去。张元素真人未得道时，头目昏旋，偏正头痛，用还丹之法，不十功即瘥。此法不止治命，须无病行之，添补髓海，精洁神宫，久视长生之渐。

托踏应无病法

双手上托，如举大石。两脚前踏，如履实施。以意内顾，神气自生。筋骨康健，饮食消融。叶子元二十二势，取禽兽行之状。陶隐居二十八道，引水火曲升之理，知神气之走五脏，自然传送于四肢，根本元固，营卫强盛，其功盛大。不止轻身，能令皮肤结实，足耐寒暑。

搓涂自驻颜法

颜色憔悴，良由心思过度，劳碌不谨。每清晨静坐，神气充溢，自内而外，两手搓面五七次，复漱津涂面，搓拂数

---

① 邪：原脱，据白本、平本、大成本补。

次。行之至半月，则皮肤光润，容貌悦泽，大过寻常。太虚真人晚年修道，始于衰弱，得此法而返老还童。若咽气通心，搓热涂面，亦多有益。

闭摩通滞气法

气滞则痛，血凝则肿。治须闭息，以左右手摩滞处四十九次，复左右多以津涂之，不过五七次，气自消散。赵乙真人未仙之时，曾患此病，行之而愈。此法不止散气消肿，无病行之，上下闭息，左右四肢五七次，经络通畅，气血流行，肌肤光润，名曰干沐浴，尤延生之道也。

凝抱固丹田法

定息抱脐，子午无间。动彻浮沉，湛然进退。旬日之间，下进五谷之精，真气自生。百日之功，上尽九重之蠹，暗涤垢腻，饥渴不患，寒暑不侵，驻颜还寿。董自然真人道，西华天尊守真，或居天上，或居人间，一炷紫檀，手披云雾坐禅关。

淡食能多补法

五味之于五脏，各有损益。若一味过食，须安一脏，还亏一脏，要在相均，谨节谨图。得爽口而反见伤脾，食淡自然有补耳。玄珠先生得此法而成化。古云：断盐不是道，孰为补肾？茹增福田，却非养神之道。淡食中自有真气，可以保命安神。

无心得大还法

对镜无好恶之心，亦不可落空心，而识执之心尽无也。知识之心，又生分别。执着之心，不可有也。志公和尚无心有心，此心乃合天地。夫无心法，有事无事，常要无心。静处喧处，其念无二。又曰：莫谓无心即是道，无心即隔一重关。如明镜照一切物也，元不染着，是谓大还也。

运识五脏升降法

上心肾之下，肝西肺在东，非肠非胃腑，一气自流通。

动 功 六 字 延 寿 诀

春嘘明目本扶肝，夏至呵心火自闲。秋呬定知金肺润，冬吹肾要坎中安。三焦嘻却除烦热，四季长呼脾化餐。切忌出声闻两耳，其功尤甚保神丹。

心呵顶上连叉手 举手则呵，反手则妄①

呵则通于心，去心家一切热气，或上攻眼目，或面色红，

① 妄：白本、平本作"吸"。

舌上疮，或口疮，故心为一身五官为主。发号施令之时，能使五官不同，故孟子曰：收其放心者，为浩然之主，故心不动而动，谓之妄，妄则神散，而使浩然之气不清也。秋冬时常暖其涌泉，不伤于心君。素书云：足寒伤心是也。澄其心则神自清，欲其心则火下降，故心火降则心无不正。心通舌，为舌之官，舌乃心之苗，为神之舍，又为血之海，故血少则心神恍惚，梦寐不宁也。冬面红受克，故盐多伤心血。冬七十二日者省咸增苦，以养其心气也。

肝若嘘兮自睁睛

嘘则通肝，去肝经一切热聚之气，故胆生于肝。而胆气不清，因肝之积热，故上①攻眼目。大嘘三十吁，一补一泻则眼增光，不生眼屎，故目通肝。肝乃魂之宅，夜睡眼闭则魂归宅。肝为目之官，秋面青受克。辛多伤肝，秋七十二日省辛增酸，以养肝气。

肾吹抱取膝头平

吹则通肾，去肾中一切虚热之气。或目昏耳聋，常补泻，则肾气自调矣，故肾通耳，为耳之官。耳所走精，不可听于淫声。或破腹者，大吹三十吹，热擦肾堂立止。四季十八面黑受克，甘多伤肾。故季月各十八日，省甘增咸，以养肾气。

---

① 上：原作"生"，据白本、平本、大成本改。

肺知呬气手双擎

呬则通肺，去肺家一切所积之气。或感风寒咳嗽，或鼻流涕，或鼻热成疮，大呬几呬。一补一泻，则肺气自然升降。肺为心之华盖，最好清，故肺清则不生疾也。肺通鼻，为鼻之官。肺为魄之宅也，夏面白则受克，苦属火，肺属金，夏七十二省苦增辛，以养肺气。

脾病生时须撮口

呼则通脾，去脾家一切浊气，或口鼻四肢生疮；或面黄，脾家有积；或食冷物，积聚不能化，故脾为仓廪之官，又为血之用。故饮食不调则不生血，四肢不动则脾困，故夜则少食，睡时脾不动，以致宿食，则生病矣。脾四季之官，为意之宅，故意不可以妄动，动则浩气不能清也。春面黄则受克，春七十二日，省酸增甘，以养脾气。

三焦客热卧嘻嘻

嘻则通胆，去胆中一切客热之气，故卧时常嘻，能去一身之客热。能补泻者，胆气自清，目不生屎。胆怕热，四时饮食，热者少食于上膈，以使胆气清爽也。

～ 静 坐 功 夫 ～

清心释累，绝虑忘情，少思寡欲，见素抱朴，易道之工夫也。心清累释，足以尽瑕；虑绝情忘，足以静世；思欲俱泯，足以造道；素朴纯一，足以知天下安乐之法。日逐少食宽衣，于二六时中，遇闲暇则入室蟠膝静坐，心无杂想，一念规中。《丹书》云：人心若与天心合，颠倒阴阳止片时。以心观道，道即心也；以道观心，心即道也。若能清心寡欲，久久行之，百病不生。此惟秋及冬至以后，行之尤妙。如春夏行持，春乃发生之时，夏乃阳气茂盛。儒云：歌咏所以养性情，舞蹈所以养血脉。又不必静坐，宜夜眠早起，广步于庭，披发缓行，以使长生。食后宜动作舞蹈，亦宜节欲。古人冬至闭关以养微阳，斋戒掩身，以待阴阳之所定，是故起以待日光。此阳气闭藏之时，不可扰动筋骨，惟安调静养身体，则春夏诸病不生。情不动精固，则水朝元；心不动气固，则火朝元。性寂则魂藏，水朝元；情忘则魄伏，金朝元。四大安和，则意定，土朝元，此谓人有五气朝元。又经云：人能长清净，天地悉皆归。